Die extrapleurale Thorakoplastik

von

H. Elving

Akademische Abhandlung

Mit 8 Abbildungen und 2 Tafeln.

Wird mit Genehmigung der Medizinischen Fakultät der Kaiserlichen Alexanders-Universität in Finnland zur öffentlichen Verteidigung im hist.-phil. Auditorium am 1. Febr. 1913 um 10 Uhr vormittags vorgelegt.

Springer-Verlag Berlin Heidelberg GmbH

ISBN 978-3-662-24157-8   ISBN 978-3-662-26269-6 (eBook)
DOI 10.1007/978-3-662-26269-6

Erscheint teilweise in den
„Ergebnissen der inneren Medizin und Kinderheilkunde"
Band X.

Inhaltsverzeichnis.

Einleitung.

Die ersten ernst zu nehmenden Versuche, die Lungentuberkulose durch chirurgische Eingriffe zu heilen, fallen in die Jahre 1888 und 1890. Damals trugen Q u i n c k e und C. S p e n g l e r über cavernösen Lungenabschnitten die Thoraxwand ab, um dem Lungengewebe eine ausgiebige Retraction zu ermöglichen. Allerdings mußte dies chirurgische Verfahren zunächst vorübergehend zugunsten einer anderen Behandlungsmethode zurücktreten. Es war dies die von M u r p h y und gleichzeitig unabhängig von F o r l a n i n i angewandte Lungenkollapstherapie durch künstlichen Pneumothorax.

Der Wunsch, der chirurgischen Behandlung wieder ihre Rechte einzuräumen, trat sehr bald um so lebhafter hervor, als es sich zeigte, daß eine ganze Anzahl von Lungentuberkulosen der Pneumothoraxtherapie wegen bestehender Verwachsungen nicht zugänglich waren. Besonders B r a u e r beschäftigte sich viel mit diesen Fragen und kam zu der Überzeugung, daß eine ausgedehnte Wegnahme der knöchernen Thoraxwand ebenso einen Lungenkollaps hervorrufen müsse, wie der künstliche Pneumothorax. Seinem Vorschlage gemäß operierte zunächst F r i e d r i c h , dann S a u e r b r u c h , späterhin W i l m s eine große Anzahl von Fällen. Es war natürlich, daß sehr bald die Art des Eingriffes in der verschiedensten Weise modifiziert wurde, zumal da die zuerst angewandte Methode F r i e d r i c h s der totalen Brustwandentknochung eine ziemlich hohe Mortalität aufwies.

F r i e d r i c h nannte den Eingriff „Pleuropneumolysis thoracoplastica“, während jetzt der von C. S p e n g l e r herrührende Name „Extrapleurale Thorakoplastik“ der gebräuchliche ist. In den letzten Jahren sind an Tuberkulösen Eingriffe der verschiedensten Art vorgenommen worden. Besonders hat S a u e r b r u c h in Zürich große Erfahrungen gesammelt und auf Grund seines Materials gewisse strittige Punkte klären können.

Die Wirkung einer totalen Brustwandentfernung, wie sie von F r i e d r i c h ausgeführt wurde, und die eines künstlichen Pneumothorax sind die gleichen. Von einer absoluten Ruhigstellung der Lunge kann dabei nicht gesprochen werden, da sich auch die kollabierende Lunge an den Atemexkursionen beteiligt und zunächst nicht vollständig atelektatisch ist. Wesentlich ist vielmehr die funktionelle Ausschaltung des Organs. Diese gibt sich zu erkennen in einer mehr oder minder vollständigen Retraction des Gewebes mit nachfolgender Bindegewebsentwicklung, Störungen der Blut- und Lymphzirkulation und Fortfall der Zugwirkung auf die Organe des Brust- und Mittelfellraumes. Eine Einigung über den Grad der Durchblutung bei der Kollapslunge ist noch nicht erzielt. Nach Versuchen Cloettas wird es wahrscheinlich, daß das Optimum der Blutmenge einem Blähungszustande von 3 mm entspricht. Das ist aber ungefähr auch der Druck, unter dem eine durch Rippenresektion zum Kollabieren gebrachte Lunge steht. Die Störung der Lymphzirkulation gibt sich in einer Lymphstauung zu erkennen, die wiederum eine Änderung der Resorption bewirkt. Alle diese Momente üben einen starken Reiz zur Bindegewebsentwicklung in den erkrankten Organen aus, die das Maß des Gewöhnlichen bei weitem überschreiten.

Daß die funktionelle Ausschaltung dabei wirklich von so großer Wichtigkeit ist, wird dadurch bestätigt, daß alle Maßnahmen, die auf eine solche Beseitigung der Funktion hinarbeiten, den gleichen Effekt haben. Die Veränderungen sind im wesentlichen übereinstimmend und gleichen denen, die bei Unterbindung der Arteria pulmonalis (Bruns-Sauerbruch), Einengung der Vena pulmonalis (Tiegel), ferner noch bei Lähmung des Zwerchfelles und Durchschneidung des Nervus phrenicus (Sauerbruch) eintreten. Die heilende Wirkung der Pneumothoraxtherapie und des operativ hergestellten Lungenkollapses auf tuberkulöse Prozesse findet in diesen oben geschilderten Faktoren ihre Erklärung.

Wesentlich für die Ausgestaltung der Therapie ist nun aber, daß es zur Erreichung des gewünschten Resultates keineswegs so großer Eingriffe bedarf, wie ihn die Friedrichsche totale Thorakoplastik darstellt. Vielmehr kann man den gleichen Erfolg auch in anderer Weise erzielen. Die vorliegende Arbeit beschäftigt sich speziell mit Fällen von Lungentuberkulose, die namentlich an der Züricher Klinik von Herrn Professor Sauerbruch operiert worden sind, und gibt eine Übersicht über die dabei gemachten Beobachtungen.

Die verschiedenen Methoden der Thoraxeinengung.

Die älteste und einfachste Form, durch Rippenresektion die Thoraxwand nachgiebig zu machen und einzudellen, ist die von Quincke und C. Spengler empfohlene. Aus ihr heraus haben sich alle andern, auch die modernen Methoden entwickelt. Entsprechend der beschränkten Indikation empfahl Quincke in der Regel nur die Entfernung einer oder einiger Rippen direkt über der Kaverne, nach ihm würde es sich meist um Entfernung eines Stückes der II., manchmal auch der

III. Rippe handeln. Wegen der Nähe der großen Gefäße dürfe man von der I. Rippe nur mit Vorsicht einen Teil des unteren Randes entfernen.

Bier resezierte in entsprechender Weise von einem Lappenschnitt aus, der von der Spitze des Proc. coracoideus zum Sternalrand des I. Rippenknorpels geführt war, subperiostal längere Stücke der II. und III. Rippe.

Nach Spengler sollte die Ausdehnung der Resektion sich nach dem Umfang des zerstörten Lungengewebes richten, und er spricht alsdann von einer „totalen" Thoraxresektion. In dem von ihm zuerst operierten Falle hat er Stücke aus der III. und IV. Rippe in der vorderen Axillarlinie reseziert, insgesamt 35 cm. In bezug auf die Stelle, wo die Resektion stattfinden soll, sagt er, daß es nicht notwendig sei, die Resektion direkt über der Kaverne vorzunehmen. Wäre es aber möglich, so sei es immer von Vorteil.

Turban ist gleichfalls der Ansicht, die Operation am „Orte der Wahl" vorzunehmen. Eine an beliebiger Stelle vorgenommene Entknochung käme auf diese Weise der ganzen Lunge zugute. Eine Resektion über dem Unterlappen könne also auch für die Spitzenpartien von Nutzen sein. Er schlägt daher die untere Seitenregion als am leichtesten zugänglich für die Operation vor. In dieser Seitenregion solle man am besten ein keilförmiges Stück, mit der Basis nach unten, aus der knöchernen Brustwand ausschneiden. In dem von Turban operierten Falle wurde von einem vorderen Axillarschnitt aus die IV. bis VII. Rippe reseziert (insgesamt 24 cm). Da eine Besserung nicht eintrat, wurden nach 1 Jahre in der Seitenregion neue Stücke von der VI. bis IX. Rippe entfernt (insgesamt 41 cm)·

Landerer verwirft als Erster bestimmte Methoden. Er betont vielmehr, daß Schnitt und Resektion sich der Lokalisation und Verbreitung des tuberkulösen Prozesses anpassen müßten. Die Resektion der Rippen soll mindestens um eine Rippe über die physikalisch festgestellten Grenzen der Kavernen hinausgreifen. Er empfiehlt eher zu viel, als zu wenig wegzunehmen, auch in der Breite. In den mitgeteilten Fällen resezierte er eine verschiedene Anzahl von Rippen, meistens drei, aber in einem Falle sogar sieben. Zweimal hat er die drei, beziehungsweise vier obersten Rippen abgetragen, und zwar einmal von vorne, das zweitemal von hinten. Im allgemeinen hält er sich jedoch an die IV. bis IX. Rippe.

Die von den oben erwähnten Autoren vorgeschlagenen Methoden hatten alle dieselbe Eigenschaft, daß sie nur einen partiellen Lungenkollaps ermöglichten und auch erstrebten. Brauer kam auf Grund seiner Erfahrungen bei der Pneumothoraxbehandlung zu der Überzeugung, daß bei ausgebreiteter Erkrankung ein voller Effekt nur von einer totalen Thorakoplastik erwartet werden dürfe. Er verwirft Turbans Methode, am „Orte der Wahl" partielle Rippenresektionen auszuführen und weist darauf hin, daß der Wert einer solchen Operation speziell für den Oberlappen recht gering werden müsse. Brauer wollte mit seiner Operation einen totalen Kollaps wie beim Pneumothorax erzeugen. Gemeinsam haben dann Brauer und Friedrich den Operationsplan entworfen. Friedrich arbeitete eine technische Methode aus, bei der in einer Sitzung bei dem Kranken die II. bis X. Rippe vom Sternalrande bis zum Angulus entfernt wurde. Es wurde diese Operation Pleuropneumolysis thoracoplastica genannt. Diese Bezeichnung hat sich jedoch nicht eingebürgert. Man hat vielmehr den von C. Spengler eingeführten Namen „extrapleurale Thorakoplastik" beibehalten.

Die Ausführung der Operation gestaltet sich nach Friedrich folgendermaßen: Durch einen großen Lappenschnitt, der (nach Art der Schedeschen Operation) unterhalb der Clavicula beginnt und bogenförmig bis zur X. Rippe hinuntergeht, um wieder hinauf bis zur Höhe des II. Brustwirbels in der Paravertebrallinie zu laufen, werden die Weichteile des Armes durchtrennt. Das Schulterblatt wird durch Elevation des Armes heraufgeklappt. Dieser große Hautmuskellappen umfaßt also den ganzen Musc. serratus mit allen seinen Nerven und Gefäßen. Durch Haken werden Scapula und die großen Muskeln — M. pectoralis und latissimus dorsi — unter partieller Einkerbung noch weiter zurückgezogen. Man hat jetzt guten Zugang zu den Rippen, um sie in beliebiger Ausdehnung zu resezieren. Die Größe der Operation wird ersichtlich, wenn wir erfahren, daß Friedrich dadurch Resektionen von insgesamt 160 cm Rippe gemacht und von der untersten Rippe Stücke bis 25 cm abgetragen hat. Anfangs verfuhr Friedrich derart, daß er nach Abtragung der II. bis IX. oder II. bis X. Rippe versuchte, auch die Intercostalmuskulatur und möglichst genau auch das retrocostale Periost zu entfernen. Auch wurden die Intercostalgefäße unterbunden und die Intercostalnerven zur Verhütung späterer Neuralgien reseziert.

Nach dieser beinahe totalen Entknochung der Brustwand zieht sich die ihres Haltes beraubte Lunge stark hiluswärts zurück. Ein vollständiger Lungenkollaps ist damit erreicht. Dieser Kollaps erstreckt sich aber nicht immer über die ganze Lunge. Durch klinische Untersuchungen und auf den Röntgenbildern ihrer Patienten konnten Friedrich und Brauer nachweisen, daß das Spitzengebiet der Lunge, das doch in der Regel am stärksten angegriffen ist, nicht in wünschenswertem und hinreichendem Grade zusammensinken konnte, da die I. Rippe erhalten war. Friedrich hatte diese anfangs zurückgelassen, um die Operation nicht unnötig zu verlängern, und hoffte, daß nach der Operation durch Senkung der I. Rippe eine ausreichende Volumeneinengung des Spitzengebietes eintreten würde. Harras und Sauerbruch haben betont, daß diese Senkung der I. Rippe häufig, aber keineswegs immer erwartet werden. kann.

Anstatt die I. Rippe zu resezieren hat Friedrich später die sogenannte Apikolyse empfohlen. Im Zusammenhang mit der auf gewöhnliche Weise ausgeführten Operation wird eine stumpfe manuelle Lösung der Pleura costalis von der I. Rippe soweit möglich rings um die ganze Lungenkuppe vorgenommen. Hierdurch wird ein Zusammensinken der Lungenspitze ermöglicht. Nach Friedrichs Angaben soll ein toter

Raum zwischen Lungenspitze und Rippe nicht entstehen. Diese Methode hat jedoch keine Nachahmer gefunden. Auch Friedrich selbst hat sie aufgegeben, weil er glaubt, daß durch die stumpfe retrocostale Lösung der Pleura ein gefährlicher Herzkollaps infolge eines „Zirkulationsreflexes" eintreten kann. Uns erscheint diese Lösung der Spitze wegen der Gefahr des Einreißens von Kavernen gefährlich.

Um eine genügende Retraction der Spitze zu ermöglichen, empfahl es sich, die große Operation auch auf die I. Rippe auszudehnen. Sauerbruch führte eine solche Operation zum erstenmal bei unserem Fall Nr. 1 aus. Friedrich hat dann ebenfalls in einigen Fällen die I. Rippe mitreseziert.

Brauer ging später noch einen Schritt weiter und schlug auch die Resektion der Clavicula vor. Um den Eingriff technisch zu vereinfachen, empfiehlt Brauer, von der I. Rippe vorn ein breites Stück wegzunehmen und sie auch oben hinten zu luxieren, sie gewissermaßen seitlich aufzuklappen. Die Resektion der Clavicula würde diesen Eingriff technisch erleichtern.

Was die Clavicula betrifft, so hatte Sauerbruch dieselbe bei einer Operation (Fall 1) zufälligerweise frakturiert. Es stellte sich heraus, daß die Rückwirkung auf die Lungenspitze besonders günstig war. Er hat daher später (Fall 14, 18, 20) die Resektion von Stücken der Clavicula zielbewußt ausgenützt, um in Fällen, wo ein Lungenkollaps durch die üblichen Operationsmethoden nicht zustande kam, dies doch noch zu erreichen. Desgleichen Friedrich. Wilms scheint diesen Weg noch nicht eingeschlagen zu haben, hält aber nach Kolb das Verfahren bei Bedarf für zweckmäßig. Sauerbruch vereinigt nach der Resektion die Enden der Clavicula durch Naht. In allen Fällen wurde knöcherne Heilung mit geringer Dislokation erzielt. Nach unseren jetzigen Erfahrungen ist die Resektion der Clavicula und der ersten Rippe nicht von der Bedeutung wie man früher glaubte. Fällt der Oberlappen nach der Resektion der obersten Rippen nicht zusammen, so hat das meist seinen Grund in der derben, schwartigen Beschaffenheit des Lungengewebes. Namentlich in der Umgebung von Kavernen findet sich dann ein solcher Narbenpanzer, daß selbst durch Druck eine Verkleinerung der Hohlräume nicht erreicht werden kann. Das sind Fälle, bei denen man durch keine Operationsmethode die gewünschte Retraction erzielt. Demnach wird auch immer der Erfolg der Operation ein beschränkter sein (vgl. Fall 12) Aus diesem Grunde ist auch eine totale Entfernung der Clavicula, an die Brauer dachte, unnötig und würde zu Entstellung führen.

Durch die totale Entknochung der Brustwand nach Friedrich läßt sich in den meisten Fällen fraglos eine ideale Retraction der Lunge erzielen. Auch die Resultate nach ihr, die unten besprochen werden, sind gut. In Sauerbruchs Fällen ist diese ausgedehnte Entknochung in einer Sitzung nur in 3 Fällen (Nr. 1, 2, 4) vorgenommen worden. In den beiden ersten mit ausgezeichnetem Erfolg. In Nr. 4 mit tödlichem Ausgang in unmittelbarer Folge des Eingriffes. Friedrich selbst hat bei seiner

Operation eine relativ große Operationssterblichkeit. Sie erklärt sich zum Teil aus dem großen Eingriff, der an schwerkranken Patienten vorgenommen wird. In der Hauptsache aber wird der tödliche Ausgang durch schwere Atmungs- und Zirkulationsstörungen bedingt, die sich aus der mechanischen Rückwirkung der Brustwandentknochung auf Herz und Lunge geltend machen. Die paradoxe Atmung, das Mediastinalflattern, erzeugt einen Zustand, der dem bei offenem Pneumothorax ähnlich ist. Die großen Gefahren, die der ausgedehnten Thorakoplastik anhaften, haben den Anstoß zur technischen Umgestaltung der Operation gegeben.

Zunächst verzichtete Friedrich auf die Abtragung des Periostes und ermöglichte dadurch eine knöcherne Regeneration der Rippen. Die Brustwand wurde wieder fest und das Brustwandflattern hörte auf. Freilich wurden auf diese Weise die akuten Gefahren der Operation nicht vermindert. Deshalb suchte man durch mechanische Maßnahmen die entknochte Brustwand ruhigzustellen. Fixierende Verbände mit elastischem Zuge, Kompression mit einer Blechhülse, Überdruckatmung waren Vorschläge zur Beseitigung des Brustwandflatterns und seiner Folgen. Alles wurde versucht, aber nicht immer mit Erfolg. So ergab sich von selbst die Notwendigkeit, das Verfahren als solches umzugestalten. Bei Erhaltung des Prinzips mußte die Technik der Operation wesentlich geändert werden.

Ganz ähnlich wie aus der Schedeschen Plastik bei veralteten Empyemen entstanden die verschiedensten Methoden, auch zur Behandlung der Lungentuberkulose. Sie sind uns alle bereits bekannt. Nur Lenhartz operierte seinen einzigen Fall nach einer ganz besonderen Methode, indem er nach Resektion von Rippenstücken in der Seitenregion die Enden der Resektionsstümpfe miteinander vernähte. Wie Friedrich mit Recht bemerkt, ist dieses Vernähen nur möglich, wenn die Resektion in sehr kleiner Ausdehnung stattfand. Bei dieser Methode muß daher die Volumeneinengung der Lunge sehr gering ausfallen und wird außerdem nach der Operation nicht in nennenswertem Grade zunehmen trotz vorhandener Schrumpfungstendenz. Auch dürfte eine Ruhigstellung der Lunge dadurch nicht erzielt werden.

Brauer, der wohl am meisten die Mängel der totalen Plastik empfand, wollte diese Operation ganz fallen lassen. Er schlug an ihrer Stelle die „Quénu-Tietzesche" Operation vor, die bei Empyemresthöhlen angewandt wird. Er sagt: „Man könnte z. B. die passend verkürzten Rippen an verschiedenen Stellen einkerben, durchbiegen und dann den ganzen Brustwandlappen nach Belieben nach der Mittellinie hin verlagern, wenn nötig, sogar mit einem nach einwärts gekrümmten Bogen" Hierdurch würde die Brustwand in der Tat von Anfang an eine gewisse Festigkeit beibehalten, anderseits aber trotzdem einsinken können. Diese Idee der Brustwandverlagerung ist bei der Behandlung des Empyems in besonders rationeller Weise durch ein Verfahren von Boiffin ausgeführt worden. Dieser Autor empfiehlt die paravertebrale Durchtrennung der Rippen. Die Brustwand soll dann in die Tiefe einsinken, in dem sie sich um den sternalen Ansatz der Rippen dreht. Für die Einengung des Thorax bei der Behandlung der Lungentuberkulose hat Wilms vor $1^1/_2$ Jahren denselben Weg betreten. Er reseziert zunächst im Bereich des hinteren Rippenwinkels ein 3 bis 4 cm langes Stück der sechs bis acht obersten Rippen. Wenn sich nach diesem Eingriff noch keine genügende Retraction der Brustwand ergibt, so werden später in einer zweiten Sitzung die Rippenknorpel am sternalen Ansatz durchtrennt, beziehungsweise auch reseziert. Auf diese Weise wird es ermöglicht, der Thoraxwand ihre Festigkeit zu erhalten und sie gleichzeitig nach innen einzudrücken. Wilms weist darauf hin, daß bei dieser Methode eine Einengung der Brusthöhle nicht allein durch die Verlagerung der Thoraxwand medianwärts zustande kommt, sondern daß gleichzeitig auch die ganze Thoraxhälfte durch ihre Schwere und den Druck der Schulter hinabsinkt. Es wird in der Tat eine Verkürzung des apicodiaphragmalen Durchmessers erzielt.

Die auf diese Weise erreichte Volumenverminderung der Brusthöhle betrug in einem Fall, bei dem nur die paravertebrale Durchtrennung vorgenommen wurde, ca. 150 bis 180 ccm. Wird die doppelseitige Durchtrennung ausgeführt, so wird der Effekt wahrscheinlich größer werden. In einem Fall von Empyem, wo dieselbe Operation statt hatte, verkleinerte sich die Höhle in 4 Wochen um 1350 ccm; wahrscheinlich wird aber hier wohl eine Ausdehnung der Lunge zu der Verkleinerung beigetragen haben. Wilms hat ähnlich wie Boiffin mit der Methode gute Erfolge gehabt und empfiehlt sie als Operation der Wahl. In der Tat hat das Verfahren etwas Bestechendes durch seine Einfachheit, und ich zweifle nicht, daß es für bestimmte Erkrankungsfälle besonders zweckmäßig ist. Speziell bei der Behandlung des Empyems wird die Methode sehr gute Dienste leisten und hier hatte sie sich bereits früher bewährt. Auch bei nicht ausgedehnten tuberkulösen Erkrankungen des Oberlappens wird die Methode sicherlich empfehlenswert sein. Nur sollte man dann aber nicht, wie Wilms empfiehlt, nur sechs bis acht Rippen paravertebral und drei bis vier sternal durchtrennen, sondern mindestens acht, am besten zehn hinten resezieren. Bei einer umschriebenen Resektion wird das Verfahren in seiner Wirkung der alten Quincke-Spenglerschen Operation ähneln. Die wichtige Forderung der Ruhigstellung der Lunge wird nicht erfüllt. Gerade auf diese funktionelle Ruhigstellung der Lunge ist aber, wie in der Besprechung der allgemeinen pathologischen Grundlagen der Thorakoplastik erwähnt wurde, das Hauptgewicht zu legen.

Auf Grund der vorliegenden Krankheitsberichte gewinnt man den Eindruck, daß Wilms keine sehr schweren Fälle operiert hat, jedenfalls keine Kranken mit großen Sputummengen. Seiner theoretischen Überlegung, daß eine umschriebene Kompression des Oberlappens eine Ausbreitung der tuberkulösen Erkrankung im Unterlappen nicht hervorrufen könne, widerspricht die praktische Erfahrung. Sauerbruch hat solche Aspirationen in den gesunden Unterlappen aus dem kavernös erkrankten Oberlappen gesehen. Das Zustandekommen dieser Aspiration wurde in dem allgemeinen Kapitel ausführlich beschrieben. Gerade darum ist die Wilmssche Methode bei kavernösen Phthisen mit großen Sputummengen anfechtbar. Für alle Fälle aber, wo eine umschriebene Retraction des Oberlappens genügt und eine funktionelle Ruhigstellung der Lunge nicht für nötig erachtet wird, gibt sie den besten Weg, eine Einengung des Thorax zu erzielen. L. Spengler beurteilt die Methode sehr vorsichtig. Er hält sie für wenig eingreifend und entstellend, glaubt aber, daß der Kollaps der Lunge nicht immer ausreichend sein wird.

Auch Sauerbruch hat sich sehr eingehend mit der Verbesserung der Technik der Thorakoplastik beschäftigt.

Noch in seiner Marburger Zeit hat er die große Brauer-Friedrichsche Plastik zweimal mit sehr gutem Erfolg ausgeführt, sich aber trotzdem des Eindrucks nicht erwehren können, daß die Operation einen zu großen Eingriff für den Kranken darstelle. Aus diesem Grunde entschloß er sich, bei einer Oberlappentuberkulose eine partielle Plastik durch Resektion der ersten drei Rippen und der Clavicula auszuführen. Gerade dieser Fall zeigte ihm dann, wie gefährlich es ist, bei gesundem atmendem Unterlappen den kavernösen Oberlappen zur Retraction zu bringen. Die Patientin bekam eine Aspirationspneumonie des Unterlappens, an der sie nach drei Monaten zugrunde ging.

Durch seine Berufung nach Zürich kam Sauerbruch in die Lage, an dem großen Material der dortigen Klinik systematisch die Brauchbarkeit der einzelnen Methoden zu studieren.

Im Anfang war er der Ansicht, daß bei allen schweren Fällen eine Totalentknochung des Thorax notwendig sei, daß sie aber nicht in einer Sitzung ausgeführt zu werden brauche, sondern am besten in mehrere Teile zerlegt werde; Sauerbruch sagt darüber selbst: „In diesen Bestrebungen wurde ich durch sehr erfahrene Lungenspezialisten in Davos unterstützt, die meine Auffassung über die bisherige Thorakoplastik teilten und geneigt waren, anstatt des einzeitigen Eingriffs in zwei oder mehr Sitzungen die Thorakoplastik bei ihren Patienten vornehmen zu lassen." Auch Brauer und Friedrich hatten schon die Möglichkeit eines zwei- und mehrzeitigen Vorgehens erwogen. Aber Friedrich hat, soviel ich sehe, doch im großen und ganzen an seiner alten Methode festgehalten, und erst aus den letzten Publikationen geht hervor, daß er dem mehrzeitigen Verfahren geneigter geworden ist. Die Vorteile eines mehrzeitigen Vorgehens liegen auf der Hand: die Vermeidung von akuten Gefahren bei der Operation, anderseits die Möglichkeit, in großer Ausdehnung die Brustwand zu entknochen. So ist denn auch bei den großen Thorakoplastiken nur ein einziger Todesfall zu verzeichnen, und zwar bei einer Kranken, bei der in einer Sitzung die I. bis X. Rippe reseziert wurde. Alle übrigen Kranken haben die Operation, beziehungsweise die Operationen gut überstanden. Es wurde die Entscheidung, wieviel Rippen in einer Sitzung fortzunehmen seien, im allgemeinen abhängig gemacht von dem Zustand der Kranken. Im ganzen wurden bei den 43 Kranken 72 Operationen ausgeführt. In einem Fall (12) wurden sogar fünf Eingriffe vorgenommen, in 3 Fällen (6, 14, 36) vier. Bestimmte Regeln über den Zeitraum, der zwischen den einzelnen Operationen verfließen soll, lassen sich nicht geben. Mit Wilms sind wir der Meinung, daß die zweite Operation der ersten nicht zu früh folgen soll, und daß man unter allen Umständen sie erst dann ausführt, wenn der Kranke von dem ersten Eingriff sich vollständig erholt hat. In der Regel lagen 1 bis 5 Monate zwischen den Teileingriffen. Nur in Ausnahmefällen betrug der Zwischenraum einige Wochen, und dann handelte es sich um einen zweiten relativ kleinen Eingriff. Anderseits sollten aber die Operationen nicht zu weit auseinanderliegen, weil sonst die Behandlung sich zu sehr in die Länge zieht und ein ausreichender mechanischer Effekt zu spät eintritt.

Die Methodik des Vorgehens bestand darin, daß prinzipiell die Operation mit einer Entknochung über dem Unterlappen begann. Handelte es sich um eine ausgedehnte Erkrankung der Lunge, so wurde diese Entknochung über dem Unterlappen von einem Lappenschnitt aus in großer Ausdehnung vorgenommen. Bestand dagegen in der Hauptsache eine Oberlappentuberkulose, so wurde die Resektion über dem Unterlappen entweder von einem Axillar- oder von einem hinteren Bogenschnitt aus in beschränkterer Weise vorgenommen. Namentlich die Resektion von einem Axillarschnitt aus fand unter den Lungenspezialisten viel Anhang. Sauerbruch führte sie deshalb anfangs mehrfach aus, bis er zu der Überzeugung kam, daß sie sehr unzweckmäßig ist. Der Eingriff ist leicht auszuführen. Aber seine Wirkung auf die darunter liegende Lunge ist gering. Eine wesentliche Retraction wird ebensowenig erreicht, wie eine funktionelle Ruhigstellung. Daraus erklären sich mehrere anfängliche Mißerfolge. Zweimal hatte man allerdings nach dieser Operation den Eindruck, daß eine Besserung des Zustandes: Rückgang des Sputums und Zunahme des Körpergewichtes, eintrat, aber es handelte sich nur um vorübergehende Besserung. Nur in einem unserer Fälle (17) war der Effekt sehr deutlich, das Gewicht nahm zu und die Auswurfmenge ging rasch von 250 ccm auf 100 ccm zurück. Später mußten ergänzende Eingriffe ausgeführt werden. Auch Turbans Fälle zeigen deutlich die Unzulänglichkeit der Methode. Friedrich hebt hervor, daß bei einer so gestalteten Resektion ein Kollaps der Lunge in der Richtung zum Hilus höchst unbedeutend sein muß. Er hat versucht, den Effekt dieser Methode dadurch zu erhöhen, daß er die Brustwandmuskulatur nach der Resektion der Rippen einkrempelte und sie dann vernähte. — Die erhaltenen Rippen halten die Lunge ausgespannt wie Stangen ein zwischen ihnen ausgespanntes Tuch. Brauer glaubt, daß man auf diese Weise vielleicht „eine nicht zu unterschätzende Anregung zu weiterer Lungenschrumpfung" erzielen könne, daß man aber damit eine Lungenkollapstherapie nicht betreibe. Weiter ist zu betonen, daß von einem Axillarschnitt aus bei der Resektion der II. bis III. Rippe leicht infolge starker Elevation des Armes Läsionen des Plexus eintreten können. So hat Friedrich z. B. eine langdauernde vollständige Parese des rechten Armes erlebt. Auch in unserem Falle 15 trat eine vorübergehende Funktionsstörung im Musculus deltoideus auf.

Die Plastik über dem Oberlappen wurde bei dem Kranken in der zweiten Sitzung entweder von einem Paravertebralschnitt aus oder von vorne vorgenommen. Hier läßt sich sagen, daß die Eindellung des

Oberlappens von vorne für eine ausreichende Retraction nur dann genügt, wenn man größere Stücke der Rippen entfernt (Abb. 1). Günstiger ist in dieser Beziehung die Resektion der Rippen an dem vertebralen Ende. So ist z. B. im Falle 6 die Resektion der obersten Rippe von vorne von geringer Wirkung. Im Falle 14 bestehen die kavernösen Symptome nach der Operation fort, obwohl gleichzeitig die Clavicula reseziert wurde; nur bei Fall 18 ist der Effekt unverkennbar.

Partielle Resektionen sind nach Sauerbruchs Meinung nur indiziert bei isolierter Tuberkulose des Unterlappens. Im Falle 29 und 31 war der Erfolg der umschriebenen Unterlappenplastik ein guter, so daß berechtigte Hoffnung besteht, die Kranken werden auch ohne zweite Operation wesentlich gebessert,

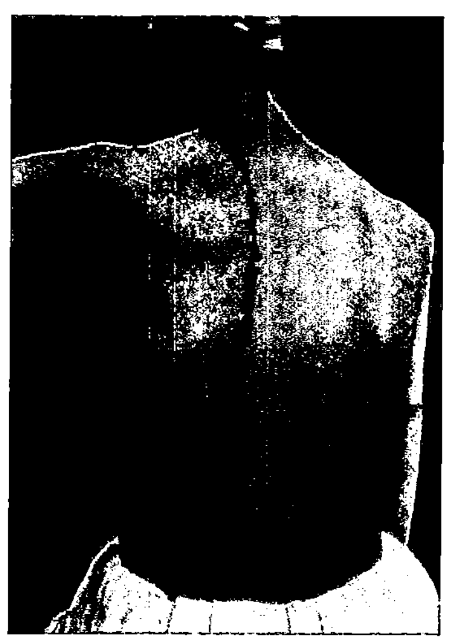

Abb. 1. Schnittführung zur Oberlappenplastik von vorne und Resektion der Clavicula.

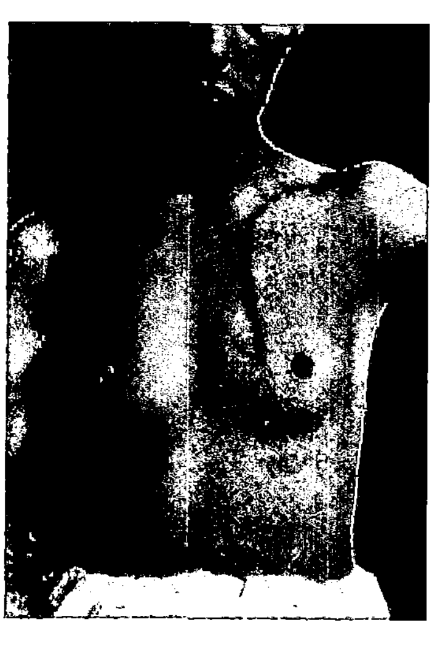

Abb. 2. Haken- oder hinterer Bogenschnitt (nach Sauerbruch).

vielleicht geheilt. Bei dieser Form der Plastik bedient sich Sauerbruch eines Hakenschnittes, von dem aus er von hinten her die Rippen in einer Ausdehnung von 15 bis 20 cm entfernt und auf diese Weise eine sehr ausgiebige Retraction und, was sehr wichtig ist, eine funktionelle Ruhigstellung der Lunge erzielt. Eine genügende Ruhigstellung des Unterlappens durch Resektion der Rippen kommt auch dem Oberlappen zugute, da die Atembewegungen im ganzen beschränkt werden. Umgekehrt dagegen hat die Resektion über dem Oberlappen auf die Tätigkeit im Unterlappen kaum einen Einfluß. Umschriebene Resektionen über dem Oberlappen kommen nur dann in Frage, wenn es sich um nicht sehr weit fortgeschrittene Fälle, also große Kavernen handelt, sondern nur die fibröse Form der Tuberkulose vorliegt. Auch kann man bei nicht zu schwerer Phthise daran denken, mit einer kleineren Oberlappenplastik auszukommen, wenn der übrige Teil der Lunge vorher durch einen Pneumothorax zur Retraction gebracht ist.

Nach Sauerbruchs Erfahrungen genügt aber in den meisten Fällen eine umschriebene Oberlappenplastik nicht. Es kommt sehr viel darauf an, daß auch der Unterlappen beeinflußt, namentlich ruhiggestellt wird. Die Herabsetzung der respiratorischen Tätigkeit ist ja, wie im allgemeinen Teil gezeigt wurde, für den Heilungsprozeß von großer Wichtigkeit. Aus diesem Grunde wurde an der Züricher Klinik prinzipiell auch bei den Tuberkulosen des Oberlappens über dem Unterlappen operiert. Von einem Schnitt aus, der etwa der hinteren Hälfte des Schedeschen Schnittes entspricht, der von der I. Rippe beginnt und in der Paravertebrallinie nach unten bis zur X. Rippe verläuft, werden die untersten Rippen in einer Ausdehnung von 10 bis 12 cm, die oberen Rippen in allmählich kleiner werdenden Stücken reseziert. Diese Schnittführung ist übrigens auch von Friedrich schon einmal ausgeführt worden. Sauerbruch bezeichnet den Schnitt als Hakenschnitt oder hinteren Bogenschnitt (Abb. 2). Gegenüber der Wilmsschen Methode besteht der Unterschied, daß nicht nur sechs bis acht Rippen, sondern auch die untersten Rippen und zwar in größerer Ausdehnung entfernt werden.

Bei der zunehmenden Ausbildung dieser Technik ist es möglich gewesen, diesen Eingriff bei der großen Mehrzahl unserer Kranken in einer Sitzung auszuführen. Allerdings wird streng daran festgehalten, bei jedem Kranken, dem dieser Eingriff zu viel sein könnte, die Operation in zwei Sitzungen vorzunehmen. Durch diese Operation, bei der alle Rippen durchtrennt werden, erreicht man eine ausgiebige, aber nicht vollständige Retraction der Lunge. Diese Retraction kann bei jugendlichen Individuen so hochgradig sein, daß sie der nach einem vollkommenen Pneumothorax nahekommt. Schon während der Operation sieht man häufig, wie mit Macht die Brustwand eingezogen wird und die vertebralen Rippenstümpfe bis zu 6 und 8 cm über der eingesunkenen Brustwand liegen. Auch ist die Retraction im dorsoventralen Durchmesser häufig so stark, daß trotz ausgiebiger Resektion die Enden der vertebralen und sternalen Rippenstümpfe in dieselbe Sagittalebene fallen. Wir können bestätigen, daß der Finger des Operateurs von den Stümpfen geradezu eingeklemmt werden kann, wie es Wilms passierte. Daneben senkt sich die ganze Brustwand durch ihre Schwere nach unten und übt auf diese Weise noch einen Druck auf die Lunge aus. Auf den Röntgenbildern Tafel I, 4 und 6 und II, 10 sind diese Verhältnisse sehr schön zu sehen. Die vorderen Rippenenden liegen oft bedeutend niedriger als die entsprechenden vertebralen.

Die Wirkung dieser Operationsmethode kann man noch dadurch vergrößern, daß man nach Beendigung der Resektion den vertebralen Rand der Scapula unter die Rippenstümpfe verlagert und dadurch das Schulterblatt in die Tiefe drückt (Abb. 3). Man erreicht auf diese Weise, namentlich bei starrwandigen Kavernen noch dann einen Erfolg, wenn die einfache Rippenresektion im Stiche läßt. Der hohe Grad von Brustwandeindellung und Volumenverminderung der Lunge nach dieser Operation wird sehr schön durch die Tafel I, Abb. 7 illustriert.

Friedrich hatte, wie schon betont wurde, in einem seiner Fälle auch schon die paravertebrale Resektion der Rippen ausgeführt. Die Operation

hatte einen letalen Ausgang. Friedrich veröffentlichte im Anschluß an diese
Beobachtung Figuren, aus denen hervorgehen soll, daß durch Abtragung
der hinteren Rippenteile vom Angulus costae bis zur hinteren Axillarlinie
sich zwar eine direkte Kompressionswirkung auf dem größten Teil des
Unterlappens ermöglichen ließe, daß aber die vorderen Rippenstümpfe
die Tendenz, lateralwärts abzufedern, behielten. Schon Wilms hat darauf

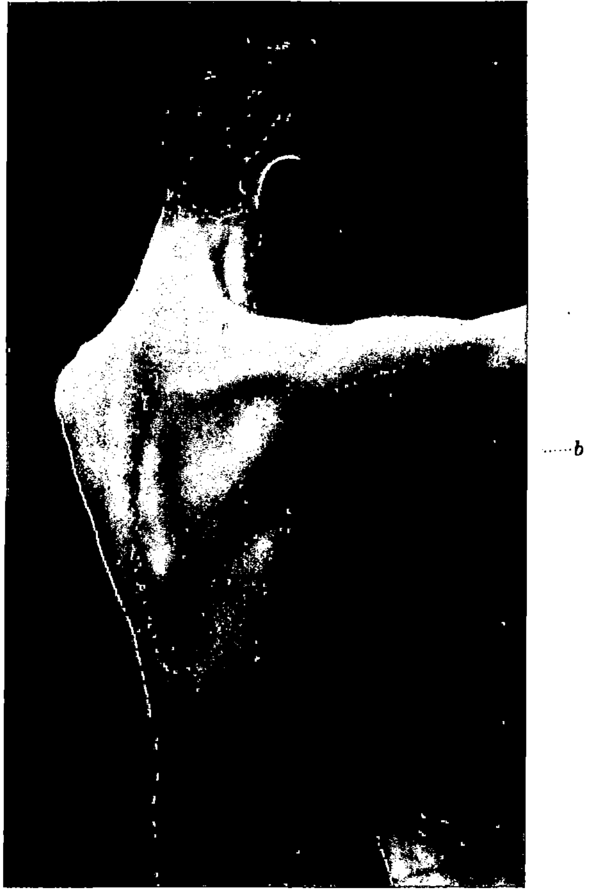

Abb. 3. Verlagerung des Schulterblatts unter die vertebralen Rippenstümpfe.
a Rippenstümpfe, b Stark medial verlagerte Scapula.

hingewiesen, daß diese Beobachtung unrichtig ist, und wir können hinzu-
fügen, daß wir in keinem unserer Fälle dieses Verhalten der Rippenstümpfe
beobachteten, im Gegenteil, immer den entgegengesetzten Effekt. Hinzu
kommt, daß ein solches Abfedern der sternalen Rippenstümpfe aus
anatomischen Gründen unmöglich ist.

Die paravertebrale Durchtrennung aller Rippen von einem Bogen- oder
Hackenschnitt aus kommt in ihrer Wirkung auf die Lunge der Brauer-

Friedrichschen Methode außerordentlich nahe. Freilich ist die Retraktion nicht so vollständig wie dort. Dafür fehlen ihr aber die Gefahren der paradoxen Atmung und des Brustwandflatterns. Auch ist der Eingriff kleiner, und wir dürfen auf Grund unserer Erfahrungen sagen ungefährlich. Voraussetzung bleibt, daß die Operation unter Lokalanästhesie und möglichst schnell ohne Blutverlust ausgeführt wird.

Natürlich ist nicht immer ein günstiger Erfolg zu erzielen. So z. B. läßt der Zustand des Kranken bei den Fällen 10, 12, 14, 21 zu wünschen übrig.

Operative Todesfälle haben wir im Anschluß an diese Methode nicht zu verzeichnen, wenn man zwei Fälle, bei denen ein Pyopneumothorax eröffnet wurde, ausschließt. Es entsteht die Frage, ob in Fällen, bei denen man mit unserer Methode eine genügende Retraction nicht erzielen kann, das alte Brauer-Friedrichsche Verfahren noch aussichtsvoll ist. Wir halten das für möglich; denn die Retraction der Lunge bei der Sauerbruchschen Methode kann keine vollständige sein. Übrigens läßt sich aber, wie wir sahen, der mechanische Effekt der Operation erheblich verstärken durch die Verlagerung der Scapula unter die Rippenstümpfe.

Nicht selten kommt man mit keiner Methode zum Ziel. Dann ist die mangelnde Retraction nicht die Folge einer unzureichenden Operation, sondern der Starrheit und Unnachgiebigkeit der Lunge. Alte, dicke Schwarten, die namentlich in der Umgebung von Kavernen sich bilden, vermindern die Elastizität des Lungengewebes, so daß es sich nur unvollständig retrahirt. Man kann in solchen Fällen daran denken, die Kavernen noch durch eine Tamponade zu komprimieren, wie das Sauerbruch im Fall 12 gemacht hat. Schließlich wäre zu erwägen, nach Tuffiers Vorschlag eine Fetttransplantation zwischen Lungenoberfläche und Weichteillappen der Brustwand vorzunehmen, um dadurch die Lunge zu komprimieren. Erfahrungen mit dieser Methode liegen an der Züricher Klinik nicht vor.

Zusammenfassend kann man sagen, daß den größten mechanischen Effekt in bezug auf funktionelle Ruhigstellung und Retraction der Lunge die Brauer-Friedrichsche Operation besitzt. Sie ist aber gefährlich und darum zu verlassen. Wo maximale Retraction und Ruhigstellung nötig erscheinen, empfiehlt sich die Bauer-Friedrichsche Plastik in zwei Sitzungen.

Von Ersatzmethoden ist das Wilmssche Verfahren bei beschränkter Indikationsstellung zu empfehlen.

Die beste funktionelle Ruhigstellung der Lunge in Verbindung mit genügender Retraction ihres Gewebes erreicht man durch Resektion der I. bis X. bis XI. bzw. II. bis X. bis XI. Rippe. Die Ausdehnung der Resektion der einzelnen Rippen wird je nach Lage des Falles verschieden sein. Bei isolierten Oberlappentuberkulosen genügt eine sehr kurze Resektion der Rippen über dem Unterlappen, denn hier kommt es ja in der Hauptsache darauf an, die Atembewegungen der Lunge einzuschränken. Bei gleichzeitiger Erkrankung von Ober- und Unterlappen sollte die Resektion der unteren Rippen ziemlich ausgedehnt vorgenommen werden. Bei akut verlaufenden frischen Fällen ist es vielleicht am besten, die Retraction der Lunge nur in beschränkter Weise eintreten zu lassen, durch Resektion ganz kurzer Stücke aus allen Rippen etwa II. bis X. oder XI.

Teiloperationen über umschriebenen Krankheitsherden der Lunge sind im allgemeinen nur beim Unterlappen erlaubt. Beim Oberlappen unter bestimmten Voraussetzungen (vgl. oben).

Ob in ein oder zwei Sitzungen operiert werden muß, hängt von dem Zustand des Kranken ab.

Noch ein Wort über das Verfahren bei Pyopneumothorax. Bei geschlossenem Pyopneumothorax sollte zuerst in Form einer ein- oder zweizeitigen Rippenresektion, die ähnlich wie bei den gewöhnlichen Fällen auszuführen wäre, die Brustwand mobilisiert werden. Später wird dann das Exsudat durch Punktion oder durch Thorakotomie beseitigt. Daß man auf diese Weise selbst verlorene Fälle noch bessern, ja sogar der Heilung zuführen kann, zeigt sehr schön die Patientin in Nr. 36, bei der Sauerbruch auf Vorschlag von L. Spengler so vorging.

Die technische Ausführung der Thorakoplastik.

Vor Ausführung der Operation ist eine sehr sorgfältige Vorbereitung der Kranken erforderlich. Abgesehen von allgemeiner Kräftigung, ist das größte Gewicht darauf zu legen, daß sich die Kranken den klimatischen Verhältnissen anpassen. Namentlich gilt das für Kranke, die aus dem Hochgebirge in die Ebene kommen. Weiter soll man dafür sorgen, daß die Kranken möglichst gut aushusten, um die Aspirationsgefahr während und nach der Operation zu verhindern.

Die Operation selbst wird wenn möglich ausschließlich in Lokalanästhesie an der Züricher Klinik ausgeführt. Eine Stunde vor der Operation erhalten die Kranken 0,02 Morphium oder 0,04 g Pantopon. Die Lokalanästhesie hat in den meisten Fällen genügt. Die Kranken haben wirklich keine Schmerzen gehabt, andere dagegen Schmerzen erträglichen Grades. Nur bei sehr sensiblen Kranken und Ausfall der Anästhesiewirkung im Narbengewebe waren wir genötigt, kleinste Mengen Chloroform zu verabfolgen.

Auch Wilms führt seine Operation ausschließlich in Lokalanästhesie aus, während Friedrich genötigt war, kleinste Dosen Chloroform, 5 bis 10 g, anzuwenden. Bangs Fälle sind in Chloroformnarkose operiert worden.

Schumacher hat die an der Züricher Klinik geübte Technik folgendermaßen beschrieben: „Zur Injektion wird eine 0,5 prozentige Novocainlösung mit Suprarenin als Zusatz verwendet. Die injizierten Mengen betragen 100 bis 200 ccm. Lineare Infiltration dem Hautschnitt entlang. Von hier aus werden die unteren Schichten durch Leitungsanästhesie unempfindlich gemacht. Es sei eine große bogenförmige Schedesche oder eine paravertebrale Schnittlinie anästhesiert. In ihr einstechend dringt man mit der Nadel von unten innen nach außen oben gegen die oberhalb der Einstichstelle gelegene Rippe vor in die Gegend ihres Angulus. Stößt die Nadel kratzend gegen sie an, so werden 1 bis 2 ccm injiziert. Hierauf wird mit der Nadelspitze tastend der Rippenrand gesucht und an ihn eine Menge von 5 bis 8 ccm deponiert. In der Gegend der Anguli costarum ziehen nämlich die anfänglich in der Mitte der Intercostalräume verlaufenden Nn. intercostales gegen die obere Rippe hinauf. Hier sind auch die Vv. intercostales bereits unter die Rippe getreten und im Sulcus geborgen. Bei jeder zu resezierenden Rippe wird so verfahren. Auch die Anästhesierung des N. intercostalis I unter der I. Rippe gelingt bei mageren Patienten, bei dicken nur unsicher. Bei axillarem Hautschnitt wird von dem anästhesierten senkrechten Strich aus eine lange Injektionsnadel möglichst weit nach hinten dem unteren Rippenbogen entlang geführt unter fortwährendem Injizieren".

Wichtig für die technische Erleichterung der Operation ist auch eine richtige Lagerung Die Kranken werden mit erhöhtem Oberkörper und nach vorn gebeugtem Kopf auf die gesunde Seite gelegt. Um durch diese Lage die Atmung nicht zu behindern, unterstützt man die Seite mit weichen Kissen oder Luftringen. Der Arm der erkrankten Seite wird nach oben und vorn eleviert und in dieser Lage gehalten.

Mit Hilfe des Hakenschnittes werden nun die hinteren Abschnitte der Rippen freigelegt, zunächst über dem Unterlappen etwa bis zur IV. Rippe. Alle blutenden Gefäße werden sofort gefaßt. Stumpf werden die Weichteile nach vorne geschoben und es gelingt, die Scapula so um ihre vordere Kante zu drehen, daß man guten Zugang zu den Rippen hat. Durch einen Längsschnitt wird das Periost gespalten, mit Tupfern über die obere und untere Kante stumpf herübergeschoben und nun mit dem Doyenschen Raspiratorium in einem Zuge das Periost noch auf der Unterfläche der Rippe abgehebelt. Dann durchtrennt man die Rippen mit der Schomackerschen Rippenschere. Die Resektion beginnt an der untersten Rippe und geht von da nach aufwärts. Ist der Zustand des Kranken gut geblieben, so wird der Hauptschnitt verlängert und der oberste Teil des Brustkorbs freigelegt. Dabei wird die Längsmuskulatur des Rückens entweder eingeschnitten oder stumpf zurückgezogen. Auch die Scapularmuskulatur kann scharf durchtrennt oder stumpf in der Faserrichtung auseinandergeschoben werden. Wir haben niemals irgendeine Funktionsstörung im Anschluß an die Durchtrennung der Scapularmuskulatur gesehen. Landerer hat schon befürwortet, den Musculus trapezius in der Längsrichtung seiner Fasern stumpf auseinanderzudrängen. Er hat zu diesem Zwecke einen Schnitt von der Spina scapulae zum Fortsatz des zweiten Brustwirbels ausgeführt. Die Enge des Zuganges gestattet aber nur Stücke aus den vier obersten Rippen zu entfernen. Auch Wilms dringt von einem längs verlaufenden Hautschnitt aus mit Querschnitten in der Faserrichtung des Musculus trapezius und der rhomboidei ein. Es genügen drei Querschnitte in der Höhe der II., V. und VII. Rippe, um sämtliche oberen Rippen von der I. bis VIII. freizulegen. Diese Methode ist sehr schonend für die Muskulatur, vielleicht aber nicht immer übersichtlich genug.

Nach Beendigung der Resektion werden hier und da einzelne Rippenstümpfe mit der Luerschen Zange abgekniffen. Es folgt die Naht der Muskulatur mit Catgut. Am untern Ende des Schnittes wird ein Drain eingeführt. Die Hautwunde wird mit abwechselnd weit und eng fassenden Stichen dann geschlossen.

Um die Eindellung der Thoraxwand noch zu vergrößern und zur Erleichterung der Expektoration werden elastische Heftpflasterzüge unter Freilassen der gesunden Brustseite angelegt.

Über die technische Ausführung der andern Operationsmethoden können wir uns kurz fassen. Die Resektion der obersten Rippen von vorne, mit und ohne Anschluß der Clavicula wird folgendermaßen vorgenommen: Der Kranke befindet sich in Rückenlage, der Arm wird eleviert und abduziert, um die I. Rippe besser zugänglich zu machen. Der Hautschnitt verläuft am unteren Rande der Clavicula, biegt dann hakenförmig über dem Knorpel der I. Rippe nach unten, um dann parasternal bis zur III. Rippe zu verlaufen. Der Musculus pectoralis wird in seiner clavicularen und sternalen Partie nahe seinem Ursprung abgelöst und mit Haken lateralwärts abgezogen. Um besseren Zugang zur I. Rippe zu schaffen, wird zunächst die II. Rippe möglichst breit reseziert, was im allgemeinen leicht gelingt. Schwierigkeiten macht dagegen oft die I. Rippe. Sauerbruch schildert die Resektion folgendermaßen: „Nach Durchtrennung ihres Periostes am untern vordern Rande wird der Knochen mit einer schmalen zangenförmigen Luerschen Zange subperiostal durch Einkerbungen oder Herauskneifen einer schmalen Rinne durchtrennt. Dabei wird die Vena subclavia mit dem linken Zeigefinger stumpf nach oben geschoben und in dieser Lage gehalten, um ihre Verletzung zu vermeiden. Nach Durchtrennung der Rippe wird die Lücke durch Abtragen der Rippenstümpfe möglichst vergrößert. Es folgt dann die Resektion der III. resp. IV. Rippe in gewöhnlicher Weise." Gelegentlich kann es vorkommen, daß bei sehr tiefer Lage der I. Rippe ihre Durchkneifung schwierig ist. Einmal wurde die Resektion deswegen so vorgenommen, daß mit Hilfe einer Déchamps-Nadel eine Giglisäge unter der Rippe durchgeführt wurde und die Rippe dann an zwei Stellen durchsägt wurde. Es konnte auf diese Weise ein Stück von 2 cm entfernt werden. Zwischen die beiden Rippenenden wurde dann noch ein Stück vom Musculus pectoralis transplantiert. Entschließt man sich, auch die Clavicula zu resezieren, so gelingt das sehr leicht von diesem Schnitt aus. Vor Durchtrennung des Knochens werden an zwei Stellen Bohrlöcher angelegt, zwischen denselben ein Stück der Clavicula reseziert und die beiden Stümpfe durch eine Naht vereinigt. Trotz der Naht der Clavicula kommt es dann aber später meist zur Verschiebung der Fragmente, die die operative Verkürzung des Knochens noch vergrößert.

Wie der Name sagt, soll die extrapleurale Thorakoplastik mit Schonung der Pleura ausgeführt werden. Da die Pleura gewöhnlich sehr stark verdickt ist, kann man im allgemeinen dieser Forderung leicht nachkommen. Gar nicht selten sieht man aber selbst bei ausgedehnten Verwachsungen an umschriebenen Stellen eine durchsichtige und spiegelnde

Pleura, die selbst dem Geübten gelegentlich einreißen kann. Friedrich berichtet über zwei Pleuraläsionen. Auch bei unseren Kranken ist das Brustfell zweimal verletzt worden. Im Falle 20 wurde der kleine Riß sofort genäht, im Falle 12 wurde die Lunge erst durch Überdruck aufgebläht und dann die Pleuraverletzung ebenfalls vernäht. Über die Pleuraverletzung sagt Sauerbruch: „An sich ist diese Komplikation nicht so ernst, wie einige annehmen, zumal dann, wenn die Gefahren des Pneumothorax durch Tamponade oder beser durch Anwendung des Druckdifferenzverfahrens vermieden werden."

Ein Überdruckapparat nach Tiegel war bei allen unseren Operationen in Bereitschaft, wurde aber nur im Falle 12 angewandt.

Bei allen Plastiken von größerer Ausdehnung, besonders also auch bei der Methode, die ich eben beschrieb, wird in der Züricher Klinik für den ersten bis zweiten Tag ein Gummidrain eingeführt. Trotz sorgfältiger Blutstillung kommt es in den Nischen und Buchten der Wunde zu Ansammlungen von Blut und Wundflüssigkeit. Friedrich hat nach seinen Operationen stets drainiert. Brauers Befürchtung, daß von hier aus infolge der Atembewegungen Luft und damit Infektionskeime unter den Hautmuskellappen eindringen könnten, halten wir für belanglos. Überhaupt muß gesagt werden, daß eine Infektion in keinem der operierten Fälle eintrat, mit Ausnahme von Fall 37, wo eine Empyemfistel bestand und von dort aus die Infektion erzeugt wurde. Im Falle 7, der in einem Sanatorium operiert wurde, bestanden bei den ersten Verbandwechseln 3 und 5 Tage nach der Operation gute Wundverhältnisse. Nach Bericht der Ärzte soll später eine Infektion aufgetreten sein. Es erfolgte aber glatte Heilung. Schwerere Infektionen, wie sie Friedrich zweimal erlebt hat, fehlen bei unseren Fällen. Es muß zugegeben werden, daß von einer sehr cortical gelegenen Kaverne aus eine Infektion der Wunde erfolgen kann. Auf diesen Infektionsweg haben Landerer und Friedrich hingewiesen. Im allgemeinen darf man aber sagen, daß dieser Modus nur selten vorkommt.

Die Resultate der Wundheilung sind von sorgfältiger Blutstillung, schneller und glatter Ausführung der Operation und zweckmäßiger Nachbehandlung in hohem Maße abhängig. Bei guter Assistenz, die auf die Technik eingeschult ist, läßt sich die Thorakoplastik (II—X) vom Hakenschnitt aus in kurzer Zeit erledigen. Durchschnittlich betrug die Operationszeit 20 bis 25 Minuten vom Hautschnitt bis zur Vollendung der Naht. Waren die Rippen sehr stark in Schwarten eingebettet, oder war die Operation aus anderen Gründen erschwert, so betrug die Operationsdauer auch 40 Minuten. Bei besonders günstig liegenden Fällen, wie 27 und 35, nahm die ganze Operation, bei der acht beziehungsweise neun Rippen reseziert wurden, nur eine Zeit von 17 Minuten in Anspruch. Die größte Zeit erfordert gewöhnlich nicht die Resektion der Rippen, sondern die sorgfältige Vernähung der langen Weichteilwunde.

Die Nachbehandlung.

Die Wichtigkeit einer sorgfältigen Nachbehandlung nach diesen Operationen wurde schon mehrfach hervorgehoben. Die Kranken sind unmittelbar nach der Operation gewöhnlich etwas erschöpft. Man gibt ihnen zu trinken, Sekt, Tee oder heißen Kaffee. Dann stellt sich gewöhnlich ein Schlafbedürfnis ein und die Kranken schlummern kürzere Zeit. Sehr wichtig ist aber, daß man gleich nach der Operation dafür sorgt, daß die Kranken expektorieren. Gefährliche Zustände: Mediastinalflattern, paradoxe Atmung und dergleichen kommen nur bei der Brauer-Friedrichschen Operation, nicht aber bei anderen Methoden vor. Vielleicht beobachtet man hier und da eine leichte Cyanose und eine leichte Zunahme der Atemfrequenz im Anschluß an die Operation, die aber gewöhnlich nach einiger Zeit, namentlich unter der Wirkung des Morphiums, nachläßt. Bei ausgedehnteren Resektionen des Unterlappens muß man schon eher, namentlich dann, wenn das Mittelfell nachgiebig ist, mit einer Beeinträchtigung der Atmung durch Brustwand- und Mediastinalverschiebung rechnen. Ein fixierender, dabei aber doch elastischer Heftpflasterzug tut hier gute Dienste. Große Aufmerksamkeit ist dem Allgemeinverhalten des Patienten zu schenken. Durch den Eingriff selbst, vielleicht auch unter dem Einfluß des Novocains, tritt gewöhnlich nach der Operation eine Steigerung der Pulsfrequenz und Abnahme seiner Qualität ein. Kampher und Digalen sind deshalb während oder unmittelbar nach der Operation häufig erforderlich. Niemals war bei unseren Fällen die Cyanose und die Dyspnoe so hochgradig, daß wir Sauerstoffatmung einleiten mußten. Für den Fall, daß es sich nötig erweisen sollte, empfiehlt sich Überdruckatmung.

Die ersten Tage nach der Operation haben die Kranken unter Schmerzen zu leiden. Man sollte in dieser Zeit von einer ausgiebigen Morphium- oder Pantoponwirkung Gebrauch machen, einmal um den Kranken ihre Schmerzen zu beseitigen, dann aber auch um ihnen das Aushusten zu erleichtern. Bei richtig sitzendem Verband, der die Brustwand fixiert, bei genügender Energie des Kranken und unter Erleichterung der Expektoration durch Medikamente läßt sich die große Gefahr der Aspiration nach einer derartigen Operation sehr wohl vermeiden. Freilich werden an das Pflegepersonal außerordentliche Anforderungen gestellt. Tag und Nacht müssen die Kranken sorgfältig kontrolliert werden. Sobald man auch nur das leiseste Rasseln vernimmt, das für die Ansammlung von Sekret in den Bronchien oder schon in der Trachea spricht, müssen die Operierten zur Expektoration angehalten werden. Die Aspirationsgefahr ist übrigens bei den neueren Methoden der Plastik geringer geworden. Bei Kranken mit Kavernen und großen Sputummengen ist sie aber nach wie vor vorhanden und kann nur durch Sorgfalt und Wachsamkeit in der Nachbehandlungsperiode umgangen werden. Kommen trotz aller Vorsicht Aspirationen vor, so entwickelt sich daraus nicht immer ein progredienter tuberkulöser Prozeß. In unseren Fällen 3, 5 und 10 kam es zu einer leichten Aspiration, die eine Pneumonie verursachte, die aber glatt ausheilte. Die ausgedehnte Pneumonie im Falle 20, an der die Kranke zugrunde ging, beruhte nach der mikroskopischen Untersuchung der Lunge nicht auf einer Aspiration tuberkulösen Sekrets. Sie ist vielmehr als eine gewöhnliche Bronchopneumonie gedeutet worden.

Eine große Erleichterung für die Atmung und für das Aushusten bietet den Kranken eine sitzende Lage im Bett. Das Fußende des Bettes wird erhöht, damit die Kranken mit dem Becken mehr Halt haben.

Sehr wichtig ist auch eine gute Ernährung. Unter dem Einfluß des Novocains tritt bei sehr vielen Kranken Neigung zum Erbrechen ein. Die Kranken verweigern infolgedessen die Nahrung, manchmal sogar das Trinken. Auffallend ist, daß nach der Lokalanästhesie mit Novocain sehr häufig das Pantopon und auch das Morphium nicht vertragen wird. Einige Male haben wir direkt Erregungszustände beobachtet, die die Kranken schwächten. In solchen Fällen empfiehlt sich, Hyoscyamin und Morphium zu verordnen.

Es ist oben schon darauf hingewiesen worden, daß gewöhnlich in den ersten Tagen nach der Operation die Körpertemperatur erheblich ansteigt und ebenso das Sputum zunimmt. Temperaturerniedrigende Mittel sind zu widerraten, höchstens könnte man bei länger dauernder Temperatursteigerung in kleinen Mengen Pyramidon verabfolgen.

Kurz möchte ich noch auf einige Störungen hinweisen, die in der Nachbehandlungszeit auftreten können. Einige Male haben die Kranken unter Singultus zu leiden gehabt, namentlich im Falle 11 traten sehr heftige Anfälle davon auf. Man darf wohl als Ursache einen Zwerchfellkrampf annehmen, der durch eine Phrenicusreizung hervorgerufen wird. Bei einer unserer Kranken trat einige Tage nach der Operation eine Rekurrenslähmung ein, die wohl als eine Folge der Narbenschrumpfung auf der operierten Seite angesehen werden darf. Allmählich nahm die Heiserkeit der Stimme durch Kompensation der anderen Seite ab, war aber bei der Entlassung aus dem Spital noch nicht verschwunden.

Zweimal sahen wir eine Thrombophlebitis der Vena femoralis auftreten, die aber zurückging und den weiteren Verlauf nicht störte.

Sobald die ersten kritischen Tage nach der Operation vorüber sind, lassen die Schmerzen nach, der Allgemeinzustand bessert sich, die Temperatur fällt staffelförmig herunter und hält sich gewöhnlich unter einem niederern Niveau als vor der Operation; gleichzeitig nimmt die Sputummenge ab. Diese für die Kranken eindrucksvollen Zeichen der zunehmenden Besserung heben die Stimmung, der Appetit nimmt zu, der Allgemeinzustand bessert sich und man kann in günstigen Fällen schon nach 2 bis 3 Wochen konstatieren, daß die Kranken der Heilung entgegengehen. Bei anderen verzögert sich der Eintritt der Besserung. Sobald die Kranken sich kräftig genug fühlen, läßt man sie aufstehen. Das kann gelegentlich schon in der ersten Woche nach der Operation sein, häufiger schon in der zweiten, meist aber vergehen doch 2 Wochen, bis die Kranken sich außer Bett aufhalten können. Außerordentlich wichtig ist, daß nach der Operation sich eine weitere klimatische Behandlung anschließt. Am besten ist es natürlich, wenn die Kranken in das Hochgebirge sich begeben können, weil zweifellos hier die Bedingungen für die Hebung ihres Allgemeinzustandes und damit für die Heilung ihrer Tuberkulose am besten sind. Aber eine gewisse Anzahl von Kranken können nach der Operation das Hochgebirge nicht mehr ertragen. Die Einengung der Atmungsfläche macht sich in Form von Kurzatmigkeit und allgemeinem Unbehagen bemerkbar. In solchen Fällen sollte man sich entschließen, die Kranken an andere Orte zu schicken, wo die klimatischen Bedingungen für sie günstiger sind.

Der weitere Verlauf nach der Thorakoplastik.

Die Einwirkung der Operation auf die erkrankte Lunge kommt in der Abnahme des Sputums, dem Abfall des Fiebers und der Besserung des Allgemeinzustandes zum Ausdruck.

Eine Abnahme der Auswurfmenge tritt fast immer nach der Operation ein. Diese Verminderung des Sputums ist ein prognostisch gutes Zeichen. Trotzdem kann natürlich ein Fall mit kleiner Sputummenge ungünstiger liegen als einer mit großen Mengen Auswurf. Anderseits sollte nicht vergessen werden, daß große Auswurfmengen, oft von mehreren hundert Kubikcentimetern am Tage, ähnlich wie profuse Eiterungen den Kranken schwächen. Auch deutet reichliche Sputumsekretion auf einen intensiven Prozeß. Eine beträchtliche Abnahme oder Zunahme des Auswurfs erlaubt deshalb stets Rückschlüsse auf den Krankheitsprozeß.

Daß die Menge des Auswurfs nach der Operation sich rasch vermindert, sogar oft ganz verschwindet, geht aus vielen Krankengeschichten hervor. Die eklatantesten Beweise in dieser Hinsicht bieten die Fälle Nr. 8, 11, 13, 16, 17, 19. Als Beispiel diene folgender Auszug aus dem Krankenberichte des Falles Nr. 11 (Abb. 4), wo nach der Operation das Sputum von 250 ccm auf 17 ccm abnahm:

	vor Operation	$^{26}/_8$ Resect. cost III— X	$^{27}/_8$	$^4/_9$	$^{18}/_9$	$^1/_{10}$	$^{12}/_{10}$
Sputummenge in ccm . . .	200—250		75	75	25	35	17

Abb. 4. Sputumtabelle in Fall 11.

Verfolgen wir diesen Fall weiter, so erfahren wir, daß parallel mit einer klinisch nachweisbaren Verschlechterung des Prozesses im Oberlappen wieder eine Vermehrung der Auswurfmenge eintritt, so daß sie 50 bis 80 ccm beträgt. Eine erneute Operation, die dieses Mal auch die stehen gebliebenen obersten Rippen umfaßt, bringt die Auswurfmengen wieder rasch herunter, und nach einigen Monaten ist der Patient auswurffrei. Im Fall 16 setzt die Operation die Auswurfmenge in einigen Wochen von 70 bis 90 ccm auf 0 bis 5 ccm herab und nach einigen Monaten ist auch diese Kranke dauernd frei von Auswurf. Die Verhältnisse im Falle 17 werden am besten durch folgende Kurve (Abb. 5) veranschaulicht:

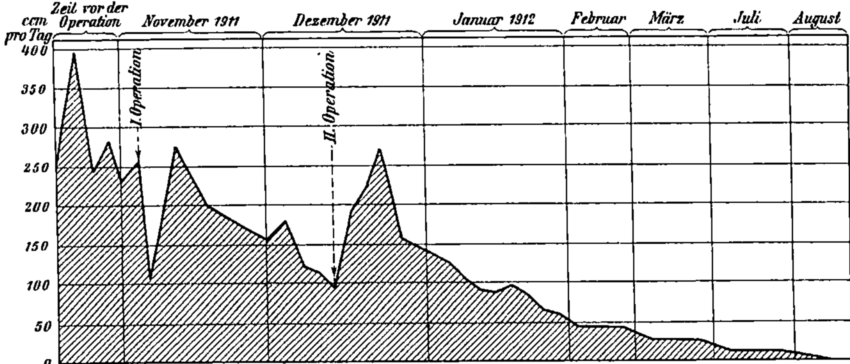

Abb. 5. Abnahme des Sputums nach der Thorakoplastik. Vor der I. Operation (Lappenplastik über dem Unterlappen) 200—300—400 ccm Auswurf, nachher maximal 100, nach der Oberlappenplastik allmähliches Sinken des Auswurfes bis auf 0

Wird die Operation plangemäß in zwei oder mehr Sitzungen ausgeführt, so ist eine erhebliche Abnahme erst nach dem letzten Eingriff zu erwarten.

Recht häufig, fast in der Regel, beobachtet man, daß die Auswurfmenge in den ersten Tagen nach der Operation stark vermindert ist, offenbar, weil es dem Kranken schwer wird, die Sekretmassen hinauszubefördern. Dann nimmt sie rasch wieder zu, hält sich sogar über der Menge vor der Operation, um dann allmählich definitiv abzunehmen. Die Erklärung für diese vorübergehende postoperative Steigerung ist zum kleinen Teil in einer Anschoppung des Sekretes in den Kavernen zu suchen, die infolge der anfänglichen Erschwerung der Expektoration zustande kommt. Auch glaube ich nicht, daß aus allen lufthaltigen, mit Bronchien in Verbindung stehenden Teilen der flüssige Inhalt, wie Saugmann es bei der Pneumothoraxkompression annimmt, „wie eine Flüssigkeit aus einem Schwamme" herausgepreßt wird. Vielmehr ist die Vermehrung des Sputum die Folge gesteigerter Sekretion. Diese kommt durch akute katarrhalische Entzündung in der erkrankten Lunge zustande. Die gesteigerten katarrhalischen Symptome, die sich in den ersten Tagen nach der Operation manchmal auch klinisch nachweisen lassen, sprechen dafür. Sie verschwinden jedoch meistens in kurzer Zeit. Diese Schwankungen der Auswurfmengen sehen wir z. B. durch den Fall 9 deutlich illustriert. Vor der Operation betrug die Auswurfmenge ca. 30 ccm, an den beiden ersten Tagen nach derselben nur 5 ccm, dann 6 Tage lang bis 40 ccm, worauf sie rasch bis zu 10 bis 5 ccm abnimmt. Aus Abb. 5 (Fall 17) ergibt sich dasselbe. Recht typisch ist der Verlauf bei dem Patienten Nr. 18. Vor der Operation 20 bis 25 ccm, dann eine Steigerung bis 70 ccm, nach 2 Wochen wieder 25 ccm.

Hand in Hand mit der Abnahme der Quantität geht meistens eine Verbesserung der Qualität. Der Auswurf nimmt allmählich ein mehr schleimiges, schaumiges Aussehen an und verliert seine eitrige Beschaffenheit. Der Gehalt an Bacillen und elastischen Fasern nimmt gleichfalls ab. Eine Abnahme der elastischen Fasern deutet ja unverkennbar darauf hin, daß der kavernöse Zerfall zurückgeht oder aufhört. Ein größerer oder geringerer Bacillengehalt an sich ist, wie wir wissen, nicht immer von ausschlaggebender Bedeutung. Eine beträchtliche Verminderung desselben, noch im Verein mit andern günstigen klinischen Symptomen ist dagegen ein wichtiges Zeichen für die Besserung. In noch höherem Grade ist dies der Fall, wenn, wie bei mehreren unserer Patienten, die Bacillen ganz aus

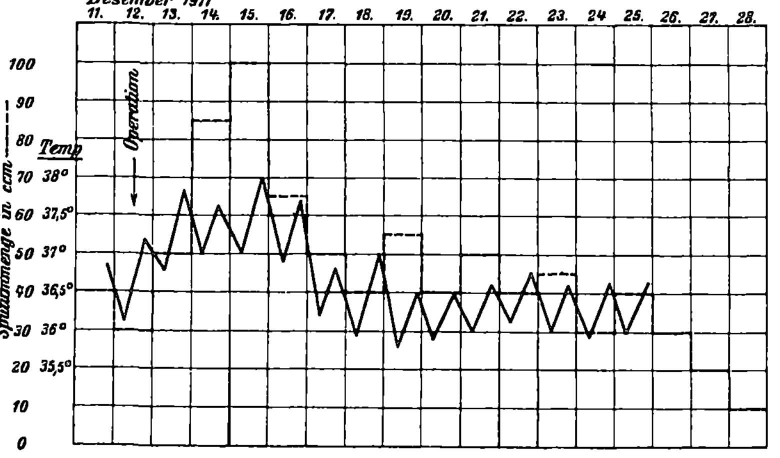

Abb. 6. Ansteigen der Körpertemperatur nach der Operation, dann dauerndes Abfallen derselben.

dem Auswurf verschwinden. Im Fall 11 waren vor der zweiten Operation recht viele Bacillen vorhanden (Gaffky V). 3 Monate später gar keine mehr, obgleich damals die Sputa von glasig-schleimigem Charakter noch 5 ccm betrugen. In den Fällen 9, 17 und 18 bestehen noch Sputa, die aber bacillenfrei sind. Bei Patient Nr. 13 sind die Bacillen durch die beiden Operationen von Gaffky VII auf Gaffky I—II heruntergegangen, die elastischen Fasern fast ganz verschwunden.

Daß man durch die Operation in vielen Fällen eine Abnahme oder ein Verschwinden des Fiebers erzielt, ist eine Beobachtung, die schon Brauer und Friedrich an ihren ersten Kranken machten. Dieses Abfallen einer hektischen, intermittierenden Temperatur bis über 39° C zur Norm ist für Arzt und Kranken eindrucksvoll. Brauer gibt in seinem Fall 2 ein typisches Beispiel hierfür, und auch unsere Fälle 11, 16, 30 gehören hierher (Abb. 7 u. 8).

Bei Patient 16 war das Fieber vom Operationstage an völlig verschwunden. Ein so unmittelbares Herabgehen ist jedoch äußerst selten zu erwarten. In den günstigen Fällen beobachtet man gewöhnlich die rascheste Entfieberung in 2, 3 Wochen, gewöhnlich nimmt sie noch längere Zeit in Anspruch, wie bei Fall 30, wo sie gleichzeitig mit der Besserung des Allgemeinzustandes und der Abnahme der Auswurfmenge verlief. Ein ganz plötzlicher Temperaturabfall nach der Operation ist natürlich

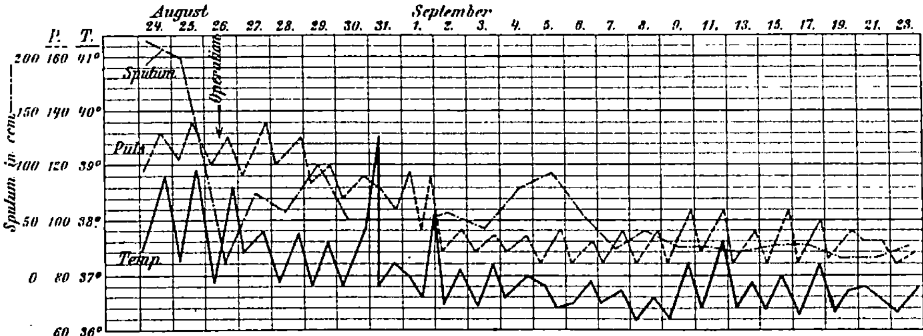

Abb. 7. Abfallen der Sputummenge, des Pulses und der Temperatur nach der Operation, die vorher hektischen Temperaturen werden normal.

noch kein Zeichen dafür, daß der tuberkulöse Prozeß mit einem Schlage so viel besser geworden wäre. Die Erklärung dieses raschen Rückganges der Temperatur ist vielmehr darin zu suchen, daß durch den Lungenkollaps der Abfluß der Lymphbahnen aus der Lunge abgesperrt und der

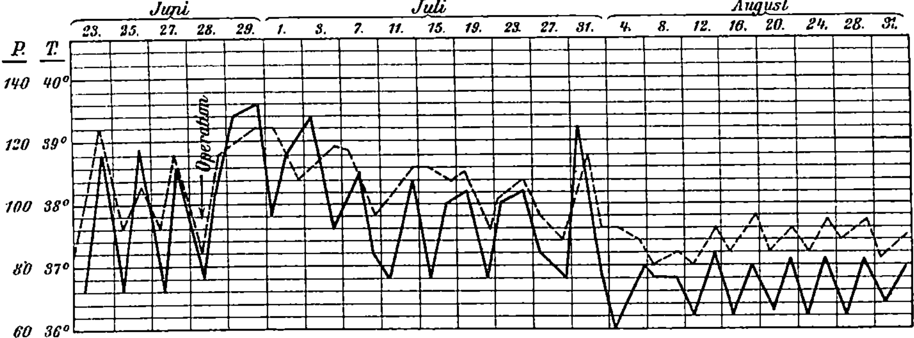

Abb. 8. Intermittierendes hektisches Fieber verschwindet nach anfänglicher Steigung nach der Operation.

Körper nicht mehr mit toxischen Produkten aus den Krankheitsherden überschwemmt wird.

In recht vielen Fällen sehen wir, daß der Eingriff vorübergehend, für die Zeit von etwa einer Woche, eine gesteigerte Temperatur mit sich führt (Abb. 6). Diese Steigerung, die gewöhnlich 1 oder $1\,^1/_2{}^0$ beträgt, tritt oft am zweiten Tage auf. Sie wird wohl, außer durch den großen Eingriff an sich — vorübergehende Temperatursteigerungen sehen wir ja oft auch nach einer Menge anderer größerer Operationen — durch akut katarrhalische Prozesse bedingt, die ja auch in der gesteigerten Auswurfmenge ihren Ausdruck finden. An und für sich haben diese Steigerungen nichts

Beunruhigendes. Wir haben in der Abb. 6 auch die Temperatur verzeichnet, um zu zeigen, wie parallel sie der Auswurfkurve verläuft und daher wahrscheinlich dieselben Ursachen hat, wie die gesteigerte Sputumsekretion.

In einigen Fällen verschwand die Temperaturerhöhung erst nach der zweiten Operation; dann nämlich, wenn auch der Hauptkrankheitsherd sich retrahieren konnte (z. B. in Fall 14 und 25).

Temperatursteigerungen, die länger als 12 bis 16 Tage dauern, sind immer ein schlechtes Zeichen. Sie werden gewöhnlich durch frische Prozesse hervorgerufen, die auf der operierten, oft aber auch auf der andern Seite entstehen. Namentlich beim Ausbruch lobulärer Pneumonien kommt es zu höheren Temperaturanstiegen (Fall 5 und 10). In den Fällen 15 und 23 sehen wir Hand in Hand mit einer Verschlechterung des Spitzenbefundes der unoperierten Seite eine Temperaturerhöhung einhergehen. Diese Komplikation hat die Thorakoplastik mit der Pneumothoraxtherapie gemeinsam. Auch hier kommt es nicht selten zur Verschlechterung der andern Seite, die sich in Vermehrung des Auswurfs und Anstieg der Körpertemperatur bemerkbar macht. Patient 23 ist infolge seiner Pneumonie sogar unter hohen Temperaturen gestorben.

Ein untrügliches Zeichen klinischer Besserung ist die Hebung des Allgemeinzustandes, die in der Zunahme des Körpergewichts ihren objektiven Ausdruck findet. Nach Jessen kommt bei der Pneumothoraxtherapie ein sehr gutes Allgemeinbefinden, nicht aber eine große Gewichtszunahme zur Beobachtung. Die Ursache sucht er darin, daß durch die Verminderung der Oxydationsoberfläche auch die Möglichkeit des Stoffumsatzes herabgesetzt ist. Diese Beobachtung haben wir nicht bestätigen können. Wenigstens zeichneten sich die Patienten, bei denen sonst deutliche Anzeichen von Besserung zu beobachten waren, durch eine rasche, in einigen Fällen sehr beträchtliche Gewichtszunahme aus. Im Fall 11 handelte es sich z. B. um einen abgemagerten, nur 58,5 kg schweren Kranken, der nach der ersten Operation 62 kg, nach der zweiten 63 kg und im Sommer 1912 bereits 78 kg wog. Seitdem ist er bis auf 80 kg gestiegen. Auch andere Fälle zeigen beträchtliche Gewichtszunahmen. Um so bemerkenswerter ist die Zunahme des Gewichtes, wenn man berücksichtigt, daß die Kranken infolge der Operation durch den Krankenhausaufenthalt zunächst abnehmen.

Abnahme von Sputum und Fieber und Zunahme des Körpergewichtes leiten gewöhnlich die Heilung ein.

Die umstehende Tabelle mag den Einfluß der Operation auf Sputum und Körpergewicht illustrieren.

Eine besondere Beachtung verdient die Frage nach der Beeinflussung der Hämoptoe. Bei einem der Friedrichschen Fälle wurde in dieser Beziehung ein eklatanter Erfolg erzielt. Auch in unserem Falle 10, wo die Neigung zu Blutungen unter den Indikationen zur Operation die entscheidende war, ist hinterher keine Hämoptoe aufgetreten. Trotz eines sonst nicht guten Verlaufes hat die Operation in dieser Beziehung

Tabelle.

Fall	Temperatur		Sputum		Gewicht	
	früher	jetzt	früher	jetzt	früher	jetzt
XI	Temp. bis 39 bis 40⁰	Normal	200 bis 250 ccm eitrig-geballt. Tbc. +	Keine Sputa seit Mai 1912	58,5 kg	80 kg
XVI	Temp. bis 39⁰	„	70 bis 90 ccm eitrig-geballt. Tbc. + El. Fasern +	Keine Sputa seit April 1912	52 „	59 „
XVII	Um 38⁰	„	200 bis 400 ccm Tbc. + Gff. IV. El. Fasern +	10 ccm. Schleimig-schaumig. Tbc. — El. F. —	57,5 „	67 „
XIX	Kein Fieber	„	Um 25 ccm Tbc. spärlich	Keine Sputa seit März 1912	58 „	68 „

günstig gewirkt. Mehr oder weniger starke und zahlreiche Blutungen waren in vielen unserer Fälle vor der Operation aufgetreten (z. B. in 5, 8, 11, 12, 14, 17, 18, 21, 26). Abgesehen von den beiden tödlich verlaufenen Fällen 5 und 26 sind die Blutungen ausgeblieben in den Fällen 11, 12, 14 und 17. Auch im Fall 8 sah es aus, als ob Patient andauernd von dieser Gefahr befreit wäre. Der Heilungsverlauf war ein ganz ausgezeichneter, bis nach einem Jahre eine schwere langwierige Blutung eintrat. Kurze Zeit vorher hatten sich allerdings Anzeichen einer gewissen Verschlimmerung eingestellt, die man wohl auf das Verhalten des Kranken selbst schieben darf (Alkoholismus und Morphinismus). Im Falle 18 ist gleichfalls 2 Monate nach der letzten Operation eine leichte Blutung aufgetreten, die um so bemerkenswerter ist, als die Untersuchung der Lungen für eine fortschreitende deutliche Besserung sprach. Diese Blutung widerspricht denn auch nicht unbedingt einer Besserung, denn man findet in der Tuberkuloseliteratur mehrfach die Angaben, daß auch Schrumpfungsprozesse, also Heilungsvorgänge, Blutung hervorrufen können. — Im Fall 21 hatte kurz vor der ersten Operation eine schwere Blutung stattgefunden. Auch nach der Operation hatte Patient einige Hämoptysen, desgleichen nach der zweiten Operation eine schwere Blutung, seitdem aber nicht wieder. Bei Patienten, die vorher keine Hämoptoe gehabt hatten, ist eine solche nach der Operation im Falle 24 aufgetreten. Hier war ein Monat seit der Operation verflossen. Inwieweit der Eingriff als solcher dafür verantwortlich zu machen ist, ist fraglich.

Brauer und Spengler besitzen in ihrem mit Pneumothorax behandelten Fall Nr. 77 ein Beispiel dafür, daß im Anschiuß an eine Lungenretraction eine Blutung eintreten kann.

Im allgemeinen ist es auffallend, daß bei einer so großen Anzahl operierter Patienten mit schweren Zerstörungen des Lungengewebes nicht häufiger Blutungen nach der Operation auftraten. Vielleicht darf allein hieraus der Schluß gezogen werden, daß die Möglichkeit einer Blutung durch Lungeneinengung verringert wird.

Ganz ähnlich wie bei der Pneumothoraxtherapie (Brauer, Volhard)

kann es auch nach der Thorakoplastik zu akuten Prozessen in gesunden
Abschnitten derselben Lunge und im Oberlappen und Hilusgebiet der anderen kommen. Die Prozesse derselben Seite sind wohl meistens die Folge
von Aspirationen tuberkulösen Sekrets aus kranken in gesunde Teile der
Lunge. Namentlich bei umschriebenen Plastiken über dem Oberlappen
besteht diese Gefahr. Auch die floriden Prozesse auf der anderen Seite
können durch Aspiration entstehen, z. B. dann, wenn die Kranken nach
der Operation schlecht aushusten.

Sehr häufig ist aber auch eine Pneumonie oder ausgedehnter Katarrh der
anderen Seite die Folge einer Mehrarbeit der anderen Lunge, an die ja größere
Ansprüche nach der Operation gestellt werden. Alte inaktive Herde flackern
wieder auf und machen oft nicht unbedeutende Erscheinungen. Eine gewisse Rolle spielt dabei sicherlich auch die Resorption der Toxine aus der
retrahierten Lunge. Es kommt gewissermaßen zu einer Tuberculinreaktion
in den alten Herden der anderen Lunge. Während nun im allgemeinen
diese akuten Prozesse bald abklingen und einen günstigen Verlauf
nicht ausschließen, kommt es in einzelnen Fällen zu schweren Erkrankungen in Form käsiger Pneumonien und progredient kavernösen Zer-
falls (Fall 15, 20, 23).

Im Gegensatz zu diesen Beobachtungen steht aber die schon von
Friedrich gemachte und von uns mehrfach bestätigte Erfahrung, daß
Herde der andern Spitze durch die Operation günstig beeinflußt werden.
Nach Forlaninis Ansicht, der sich auch Friedrich anschließt, soll sich
diese Besserung allein durch die vermehrte respiratorische Inanspruchnahme erklären, in demselben Sinne wie Freund eine Mobilisation der
Spitze bei beginnenden Tuberkulosen vorschlägt. Demgegenüber ist darauf hinzuweisen, daß es zweifelhaft ist, ob Mehrarbeit der Lungen eine
tuberkulöse Erkrankung günstig beeinflußt. Bei größeren älteren Herden
ist das sehr unwahrscheinlich. Hier wird eher eine Verschlechterung die
Folge der Mehrarbeit sein. Bei kleinen umschriebenen Herden ist es
dagegen sehr wohl denkbar, daß eine Besserung auf diese Weise eintritt.
Übrigens ließe sich die Besserung im Spitzenbefund der anderen Seite
leicht aus der allgemeinen Besserung zwanglos erklären.

Eine weitere Folge der Retraction der erkrankten Lunge ist das
vikariierende Emphysem der anderen.

Schon Brauer und Friedrich haben bei den von Friedrich operierten Phthisikern nachweisen können, daß die Grenzen der atmen-
den Lunge bedeutend erweitert waren. In unserm Fall 16 fand sich
der untere Lungenrand an der 7. Rippe. Auf mehreren Röntgenbildern (z. B. Fall 11 und 16, Tafel I, Abb. 5 und 6), sehen wir das
Mediastinum, als längere Zeit nach der Operation verflossen war,
auf die operierte Seite hinüber verschoben. Bei Pat. 11 ist der
Herzstoß in der linken mittleren Axillarlinie zu fühlen, bei 16 zwei
Fingerbreit lateral von der Mamillarlinie. Bei der Obduktion von
Fall 26 konnte man sehen, wie der rechte vordere Lungenrand weit über
der Mittellinie in die linke Brustseite hinüberragte, etwa 4 bis 5 cm, das
Mediastinum noch mehr, etwa 8 cm. Beim Fall 23 erschien die aus-

geschnittene Lunge auf der nicht operierten Seite, in ihrer unteren Partie wenigstens, stark erweitert, emphysematös. Auch nach der mikroskopischen Untersuchung durch Herrn Dr. Jehn handelt es sich um eine starke Erweiterung der Alveolen.

Diese emphysematöse Erweiterung der andern Lunge kann verschiedene Ursachen haben. Zunächst sei hier aber darauf hingewiesen, daß nicht jede emphysematöse Vergrößerung der anderen Lunge die Folge der Operation ist. Infolge starker Narbenschrumpfung der erkrankten Lunge wird das Mittelfell häufig auf die erkrankte Seite herübergezogen und dadurch der andere Brustfellraum vergrößert. Die gesunde Lunge dehnt sich dann kompensatorisch aus unter Bildung größerer oder kleinerer Lungen-Erweiterungen.

In ähnlicher Weise kann auch nach der Operation eine kompensatorische Vergrößerung der Lunge eintreten. Diese Form würde an die Vergrößerung der Lunge erinnern, wie sie Friedrich nach Lungenexstirpation beobachtete. Schließlich kann aber auch durch vermehrte Inanspruchnahme ein Arbeitsemphysem entstehen. Brauer will auf Grund der Ätiologie ein inspiratorisches und ein exspiratorisches Emphysem unterscheiden. Durch stärkere Inanspruchnahme der inspiratorischen Kräfte suche der Kranke die gesunde Seite weiter zu dehnen und besser zu ventilieren. Dadurch entstehe ein inspiratorisches Emphysem; exspiratorisch könne man das Emphysem nennen, wenn es durch fortbestehenden Hustenreiz oder entzündliche Verengerung der Bronchien verursacht werde. Nach der Plastik würde es sich wohl meist nur um ein inspiratorisches Emphysem handeln können.

Als klinische Folge der Lungenretraction und emphysematösen Erweiterung der anderen Lunge sollte man später dyspnoische Beschwerden erwarten. Auffällig ist, daß nur einzelne Kranke über Atembeschwerden oder Kurzatmigkeit nach der Operation klagen. Demgegenüber fällt bei anderen Kranken Besserung einer vor der Operation bestehenden hochgradigen Dyspnoe auf (z. B. 6 und 25). Es handelt sich dann um Fälle, wo durch Narbenschrumpfung nicht nur das Mittelfell und das Herz, sondern auch die Trachea erheblich auf die erkrankte Seite gezogen und abgeknickt wurde. Im Fall 28 bildete diese Verziehung der Trachea mit ihren Folgen für Herrn Dr. Staub (Wald) die Hauptindikation, den Kranken zur Operation zu schicken. Durch die Operation wurde der Kranke geheilt und wieder arbeitsfähig. (Vergl. Röntgenbild T. II Abb. 14 u. 15.)

Genaueren Aufschluß über den Luftwechsel der Lunge nach der Plastik würden spirometrische Untersuchungen geben. Mit Rücksicht auf die Kranken haben wir nur einmal eine genaue spirometrische Messung vorgenommen und zwar in Fall 16. Die Vitalkapazität betrug hier 2200 ccm. Im Bangschen Falle ergab eine ähnliche Untersuchung eine Kapazität von 1800 ccm.

Sehr günstig wirkt die Operation in den meisten Fällen auf die Herztätigkeit ein. Fast immer tritt zunächst eine postoperative Steigerung der Pulsfrequenz ein, dann aber fällt die Pulskurve allmählich und die Herztätigkeit wird gleichmäßiger und ruhiger als vor der Operation.

Die Herzstörungen, die durch die paradoxe Atmung bei der totalen Plastik vorkommen, sind in der vorhergehenden Arbeit besprochen worden. Bei den partiellen Plastiken werden sie nicht beobachtet. Vielmehr sieht man in einzelnen Fällen, wie unmittelbar nach der Operation die Herztätigkeit sich bessert. Es sind dies diejenigen Fälle, bei denen durch Schwarten das Herz herübergezogen und fixiert war. Hier wirkt die Operation im Sinne der Kardiolysis.

Die von Bruns experimentell nachgewiesene Hypertrophie des rechten Ventrikels nach längerem Lungenkollaps durch Pneumothorax ist auch autoptisch nach der Plastik festgestellt worden. Freilich darf nicht vergessen werden, daß diese Hypertrophie auch sonst bei der Tuberkulose vorkommt und durch Einengung der Strombahn des kleinen Kreislaufes bedingt ist. Die Kompression der kleinsten Gefäße durch reichliche Bindegewebsentwicklung dürfte hier die Hauptrolle spielen. Dementsprechend würde man erst recht eine Hypertrophie des rechten Ventrikels auf die noch reichlichere Bindegewebsentwicklung in der retrahierten Lunge beziehen dürfen.

Von großer Bedeutung ist der Einfluß der Thorakoplastik auf die Kavernen. Oberflächlich gelegene Kavernen können durch eine partielle, über dem Erkrankungsherd vorgenommene Resektion zusammenfallen. Hierzu bietet der von Bier operierte Fall eine gute Illustration. Die Kavernensymptome verschwanden und bei der einige Jahre später vorgenommenen Obduktion stellte sich heraus, daß diese Kaverne geschrumpft war. Die Todesursache bildete eine neue Kaverne an anderer Stelle. Dagegen darf ein solcher Kollaps einer Kaverne nicht erwartet werden, wenn an Orten der Wahl, z. B. in der Axillarlinie die Rippenresektion vorgenommen wird. In keinem unserer Fälle, wo die Axillarisresektion ausgeführt wurde, sahen wir einen Einfluß auf den Oberlappen, trotzdem die Resektion bis zur III. bzw. II. Rippe sich ausdehnte (vgl. die Fälle 6, 7, 8, 9, 10). Eine Resektion von vorne führte nur in den Fällen 6 und 18 zu einem Verschwinden der Kavernen. Dagegen trat nach der Resektion der Rippen von unserm Bogenschnitt aus meist eine Retraction des Oberlappens mit Zusammenfall der Kavernen ein. Es ließ sich dann im Röntgenbild der Hohlraum nicht mehr erkennen (vgl. Fälle 9, 11, 16, 17 und 19. Taf. I, 1 u. 2. II, 12 u. 13). Auch im Falle 23 ergab die Obduktion, daß die Kaverne im Oberlappen der operierten Seite ganz zusammengefallen war. Die Patientin starb an einer Progredienz des Prozesses in der anderen Lunge. In den Fällen 24 und 30 ist eine deutliche Verkleinerung der Kavernen zu sehen, die nach der letzten Untersuchung sogar ganz beträchtlich ist. Aber auch nach paravertebraler Resektion bleibt häufig die Kaverne unbeeinflußt, wie einige unserer Fälle zeigen. Eine Resektion von vorne führte jedoch im Falle 18 noch zum Ziel, während in den Fällen 12 und 14 die Operation von vorne einen nennenswerten Einfluß auf die Spitzenkaverne zunächst nicht hatte. Nachgetragen sei, daß nach den eben eingelaufenen Berichten allerdings jetzt die Kaverne sich beträchtlich retrahiert hat.

Diese ungünstigen Verhältnisse erklären sich aus der Starrwandigkeit

der Höhlen. So zeigt z. B. der Fall 14 auf dem Röntgenbild eine hochgradige
Retraction der ganzen Lunge und trotzdem fiel die Kaverne nicht zusammen.
Gerade dieses Verhalten der starrwandigen Kavernen hat Herrn Prof.
Sauerbruch veranlaßt, in solchen Fällen in besonderer Form die Sca-
pula unter die paravertebralen Rippenstümpfe zu verlagern, um die
Lunge außer durch Retraction noch durch direkte Kompression günstig
zu beeinflussen.

Häufig kann ein endgültiges Urteil über das Verhalten der Kavernen erst
nach längerer Zeit abgegeben werden. So ist z. B. bei Fall 9 die Kaverne
trotz ausgedehnter Eindellung 2 Monate nach der Operation noch vorhanden, 6 Monate nach der Operation (Tafel II, Abb. 13) ist sie nicht
mehr zu erkennen. Ähnlich verhält es sich im Falle 16. Auf dem,
2 Monate nach der Operation gemachten Röntgenbild sehen wir, daß
trotz maximaler Verschmälerung der ganzen Seite die Kaverne noch
vorhanden ist. 7 Monate nach der Operation ist sie dagegen vollständig
verschwunden. Um so größeren Wert können wir auf diese Ergebnisse
der Röntgenaufnahme legen, als auch die klinische Besserung mit diesem
Verhalten der Kavernen übereinstimmt.

Sehr charakteristisch sind die Änderungen im physikalischen Befunde
der Lunge nach der Operation. In dem Maße, wie die Lunge zusammen-
sinkt, nimmt die Schallverkürzung über ihr zu. Da durch das Einsinken der Brustwand unser Ohr der Lunge näher kommt, sind in den
ersten Tagen nach der Operation die Rasselgeräusche in den Kavernen
deutlicher zu hören als vorher. Dann aber nehmen sie gewöhnlich
sehr schnell ab. Auffallend ist, daß man längere Zeit nach der Operation sehr häufig an umschriebenen Stellen der Lunge, wo sich früher
Kavernen befanden, immer noch einen tympanitischen Beiklang bei
der Perkussion feststellen kann (z. B. in den Fällen 16 und 19). Um
so auffallender ist diese Erscheinung, als andere Kavernensymptome
nicht mehr bestehen und auch im Röntgenbild ein Hohlraum nicht mehr
zu erkennen ist. Friedrich, der dieselbe Beobachtung gemacht hat,
erklärt sie mit Recht dadurch, daß das atelektatische, zum Teil infil-
trierte Lungengewebe die größeren Bronchien noch offen lasse, und daß
dadurch der tympanitische Klang erzeugt werde.

Daß mit zunehmender Retraction der Lunge das Atmungsgeräusch abnimmt, ist klar. Darum finden wir in den Krankengeschichten fast immer
bei der Entlassung die Angabe, „das Atemgeräusch ist stark abgeschwächt,
oder fast aufgehoben". Ebenso ergibt sich direkt aus der Retraction des
Lungengewebes ein bronchialer Charakter des Atemgeräusches, soweit es
noch vernehmbar ist.

Wie schon erwähnt, nehmen die Rasselgeräusche in den meisten
Fällen nach der Operation sehr schnell ab. Freilich bleiben sie gelegentlich selbst bei solchen Fällen noch nachzuweisen, die nach dem ganzen
Verlauf als klinisch geheilt betrachtet werden dürfen. Diese Erfahrung
stimmt überein mit den Beobachtungen, die man an spontan geheilten
Kranken machen kann. Auch hier werden noch längere Zeit rein
katarrhalische Rasselgeräusche ohne spezifischen Charakter angetroffen.

Die Rückwirkung der Thorakoplastik auf das Rumpfskelett.

Die auffallendste anatomische Veränderung nach der Operation ist die Eindellung der Brustwand. Wurde bei den Kranken die Brauer-Friedrichsche Plastik ausgeführt, so tritt diese Veränderung ganz besonders in die Erscheinung. Am deutlichsten ist sie vorn oben, wo der Schultergürtel stark nach der Seite vorspringt und durch diese Kontrastwirkung die Veränderung des Brustkorbes besonders hervortreten läßt. Man sieht dann bei der Betrachtung von vorne oft, wie die vordere Brustwand in der Axillarhöhle rechtwinklig nach außen umbiegt. Die Supra- und Infraclaviculargraben sind vertieft. Die Schulter hängt gewöhnlich um einige Zentimeter nach unten, aber keineswegs immer, selbst wenn die Resektion bis auf die I. Rippe sich erstreckte Bei den verbesserten Operationsmethoden bleibt der größte Teil der knöchernen Brustwand bestehen. Die Eindellung ist infolgedessen nicht mehr so groß wie früher.

Man mißt den Grad der Eindellung dadurch, daß man nach dem Perthesschen Vorschlag die Entfernung von der Mitte des Sternums zu der Interspinallinie feststellt. Noch besser ist das in der Züricher Klinik angewandte Verfahren. Es wird der Abstand zweier Ebenen gemessen. Die eine geht sagittal durch die Interspinallinie, die andere ihr parallel, tangential zur lateralen Fläche der Brustwand. Auf diese Weise wurde im Falle 19 in Mamillarhöhe bei tiefster Exspiration ein Unterschied von 6 cm zwischen rechts und links festgestellt, bei Inspiration von ca. 7 cm. Im Falle 17 waren die entsprechende Zahlen 5,5 und 6,5. Im Falle 16 6,5 und 7,5. Im Falle 12 sogar 8 und 9 cm.

Gleichzeitig geht aus diesen Zahlen hervor, daß die operierte Seite bei der Inspiration sich kaum ausdehnt. Indirekt wird dadurch bewiesen, daß eine weitgehende Ruhigstellung der Lunge erreicht wurde. In denjenigen Fällen, wo man sich zur Wegnahme der Rippen in mehreren Sitzungen entschließt, läßt man, um ein späteres Festwerden der Brustwand zu ermöglichen, das Periost bestehen. Die Neubildung ist häufig schon in einigen Wochen, manchmal erst nach einigen Monaten abgeschlossen. Namentlich bei den Fällen, die durch Exsudat kompliziert waren, konnte Sauerbruch eine äußerst schnelle, ausgedehnte, unregelmäßige Regeneration der Rippen beobachten. Nicht selten kommt es durch überschüssige Callusbildung und durch die Verschiebung der Rippen zur Bildung von zusammenhängenden Knochenplatten. Im Falle 6 und 36 wurde auf diese Weise ein förmlicher Knochenpanzer erzeugt. Demgegenüber bleibt manchmal die Regeneration vollständig aus, wie z. B. im Falle 10, wo selbst nach einem Jahre die Brustwand in einem umschriebenen Gebiet vollständig weich geblieben war. Auch im Falle 11 trat in einem größeren Abschnitt eine Knochenneubildung nicht ein.

Bei der paravertebralen Resektion sehen wir nicht nur, daß die Rippen nach einwärts federn, sondern auch die Tendenz haben, nach unten abzuweichen. Es sinkt dadurch die Thoraxapertur und mit ihr die Lungenspitze um einige Zentimeter herunter.

Von besonderem Interesse ist die Rückwirkung der Plastik auf die

Wirbelsäule. Allgemein darf man bei unseren Fällen sagen, daß, wenn überhaupt eine Verbiegung derselben eintritt, sie gewöhnlich sehr geringfügig ist. Friedrich schreibt direkt, die Wirbelsäule bleibt trotz des Wegfalls des knöchernen Brustkorbes geradlinig erhalten. Später berichtet er allerdings, daß in 5 Fällen eine Skoliose geringen Grades mit der Konvexität nach der operierten Seite nachweisbar war. In unseren Fällen, wo die Krankengeschichte darüber Auskunft gibt, war ebenfalls die Skoliose immer konvex gegen die operierte Seite. Sie war stets sehr geringfügig, denn die Abweichung des Scheitelpunktes von der Mittellinie betrug höchstens 1 bis 2 cm. Auch auf dem Röntgenbild ist die Veränderung in der Haltung der Wirbelsäule in demselben Sinne anzutreffen.

Diese Verbiegung der Wirbelsäule entwickelt sich ganz allmählich und geht nicht selten aus einer entgegengesetzten Verbiegung hervor. Wir wissen ja, daß bei Phthisikern infolge des Narbenzuges sehr häufig Verbiegungen der Wirbelsäule mit der Konvexität nach der gesunden Seite entstehen. Nach der Operation rückt dann allmählich der Scheitelpunkt der Krümmung über die Mittellinie herüber, bis endlich eine nach der operierten Seite konvexe Skoliose entsteht. Über die allmähliche Entstehung solcher Wirbelsäulenverkrümmungen geben die Röntgenbilder Aufschluß — z. B. im Falle 10 war nach der zweiten Operation im November 1911 die Wirbelsäule auf den Röntgenbildern gerade. Im Januar 1912 ist eine leichte konvexe Skoliose zu sehen, im Mai 1912 eine deutliche. Fall 11 zeigt auf der Platte noch vor der zweiten Operation im Januar 1912 eine gerade Wirbelsäule, im Mai 1912 wird eine deutliche Skoliose sichtbar. Beim Fall 13 war vor der Operation (August 1911) die Wirbelsäule deutlich konkav gegen die kranke Seite. Im Dezember 1911, vor der zweiten Operation war noch eine unbedeutende Konkavität vorhanden. Im Mai 1912 ist eine deutliche konvexe Skoliose zu sehen. — Derartige Beispiele ließen sich viele heranziehen. Ob bei diesen Patienten die Skoliose mit der Zeit noch zunehmen wird, ist schwer zu sagen. Gegenwärtig ist sie bei keinem so hochgradig, daß sie praktisch in Betracht käme.

Über die Entstehung dieser Wirbelsäulenverkrümmungen herrschen verschiedene Ansichten. Die Schrumpfung beim Pleuraempyem führt ja im allgemeinen zu einer nach der kranken Seite konkaven Skoliose. Sie entsteht dadurch, daß der Schwartenzug die Rippen nähert und gleichzeitig die Wirbelsäule einbiegt. Von einer solchen Wirkung kann nach der Thorakoplastik nicht die Rede sein. Friedrich erklärt die Neigung zur Konvexskoliose so, daß er sie als eine Folge der Atrophie der Streckmuskulatur der operierten Seite ansieht. Durch das Übergewicht der Muskulatur der anderen Seite kommt dann die Skoliose zustande. Bang glaubt, daß die Skoliose die Folge einer Ausweitung der intakten Brusthöhle sei. Der Brustkorb suche der Lunge einen möglichst großen Platz zu schaffen, der Intercostalraum erweitere sich und die Wirbelsäule weiche nach der andern Seite aus. Übrigens kommen solche Skoliosen mit der Konvexität nach der operierten Seite auch nach der Scheedeschen Operation bei Empyemen vor. Jordan nennt sie Paradoxskoliose und erklärt ihr

Zustandekommen durch Gleichgewichtsstörung in der Belastung der Wirbelsäule.

Auch Wilms hat nach seinen Operationen geringfügige Skoliosen beobachtet. Über ihre Entstehung spricht er sich nicht aus, hält es auch für möglich, daß im Laufe der Zeit die Skoliose weiter zunehme.

Wir glauben, daß die Skoliose durch die Ruhigstellung der Rippenstümpfe der operierten Seite und durch einseitigen Zug der Muskeln der gesunden Seite zustande kommt. Je jünger die Patienten sind, desto mehr wird die Wirbelsäule dem Zug nachgeben und desto schneller und ausgiebiger wird die Skoliose in die Erscheinung treten.

Eine Senkung des Schultergürtels und der Scapula ist namentlich dann zu erwarten, wenn neben der I. Rippe auch die Clavicula durchtrennt wurde. So kommt es, daß in den Fällen 6, 12 und 14 die Schulter ungefähr 4 cm tiefer als auf der anderen Seite stand; in den Fällen 16, 17, 19 dagegen nur 2 bis 3 cm.

Alle diese Veränderungen am Rumpfskelett haben keinerlei ernstere Bedeutung. Sie fallen nur dem Arzte bei näherer Untersuchung auf und werden von der Umgebung des Kranken gewöhnlich gar nicht bemerkt. Nur zweimal ist an Herrn Prof. Sauerbruch die Aufforderung ergangen, die starke Eindellung in der Supraclaviculargrube durch eine plastische Operation zu beseitigen. Da es sich um günstige Operationsresultate handelt, ist er entschlossen, durch eine Plastik von Fettgewebe diesem Wunsche nachzukommen.

Auch sei hier hervorgehoben, daß wir keinerlei Funktionsstörung in dem Arme der operierten Seite beobachtet haben. Alle Patienten sind in der Lage, den Arm ausgiebig zu gebrauchen; nur bei einem Patienten ist die volle Erhebung des Armes bis zur Senkrechten nicht möglich.

Die Indikationen für die operative Thoraxeinengung.

Den größten Schwierigkeiten in der ganzen Frage der Thorakoplastik begegnen wir bei der Indikationsstellung. Auf eine richtige Auswahl der Fälle kommt alles an. Jeder Kranke sollte Gegenstand einer erneuten Überlegung sein, die das Für und Wider eines operativen Eingriffes abwägt. Nur in großen Zügen lassen sich Gesichtspunkte aufstellen, die für die Indikationsstellung als Richtschnur dienen können. Im Einzelfalle wird sehr viel von der persönlichen Erfahrung des Operateurs abhängen. Seine Auffassung des Krankheitszustandes muß in Verbindung mit dem Rat des Internen den Ausschlag geben. So haben wir in der Züricher Klinik einigemal Kranke operiert, bei denen nach den jetzt vorliegenden Erfahrungen mit Rücksicht auf die Schwere der Erkrankung die Operation nicht mehr indiziert war (Fall 5 und 22). Anderseits haben wir aber auch gelernt, Kranke einer Operation zu unterziehen, bei denen nach den allgemein geltenden Auffassungen der therapeutische Wert einer Thorakoplastik sehr unsicher war. Ich denke hier an akut verlaufende ausgedehnte Phthisen einer Seite mit schlechter Prognose (vgl. Fall 30 und 35).

Die allgemeinen Regeln über die Indikationsstellung haben sich aus der wachsenden Erfahrung heraus entwickelt und sind namentlich sehr stark durch die Ergebnisse der Pneumothoraxtherapie beeinflußt worden. Quincke schlug anfangs seine Operation hauptsächlich für umschriebene kavernöse Prozesse im Oberlappen bei übriger gesunder Lunge vor. Später wollte er den Eingriff auch auf die sogenannte fibröse Form der Tuberkulose beschränkt wissen.

C. Spengler empfiehlt die Thorakoplastik bei Fällen mit ausgesprochener Schrumpfungstendenz, obwohl er selbst hauptsächlich Kranke mit komplizierenden Empyemen und Pneumothorax behandelt hat.

Turban glaubt, daß die Operation auch bei totaler oder fast totaler Erkrankung einer Lunge bei guter anderer Seite erlaubt sei, wenn sich Schrumpfungstendenz bei starrem Thorax finde. Auch bei weniger hochgradiger Zerstörung, aber bei disseminiertem Herd, hält er die Operation für möglich.

Quincke kennzeichnet seinen Standpunkt im Jahre 1903 folgendermaßen: „Die Mobilisation der Brust resp. der Pleura ist berechtigt bei singulären, stabilen Kavernen der Lungenspitze, bei hartnäckigen rezidivierenden Blutungen aus einer Kaverne, ferner auch bei nicht ulcerierten beschränkten tuberkulösen Herden."

Landerer operiert nur ziemlich aussichtslose Fälle mit Zerstörungen über eine ganze Lunge. Auch sein Bestreben geht hauptsächlich darauf hinaus, die Kaverne durch Zusammenfall zu beseitigen. Über die Wahl der Fälle sagt er, daß diejenigen die geeignetsten sind, die sich bei nachweisbaren Zerstörungen stationär oder nur langsam progredient halten. Bei akuten Formen werde der üble Ausgang nur beschleunigt, eine Auffassung, die, wie wir gesehen haben, nicht richtig ist. Mäßige Temperatursteigerung schade nicht. Besonders empfiehlt er ein aktives Verfahren bei Unterlappentuberkulose wegen ihrer sonst im allgemeinen so infausten Prognose und ist der Ansicht, daß es berechtigt ist, auch Frühfälle von Unterlappenerkrankungen sofort der Thorakoplastik zu unterwerfen.

Durch die Erfahrungen in der Pneumothoraxtherapie ist die Indikationsstellung für die extrapleurale Thorakoplastik eine ganz andere geworden. Brauer hat ja immer betont, daß künstlicher Pneumothorax und Thorakoplastik prinzipiell dasselbe Ziel verfolgen. So sagt er: „Die spezielle Indikation des ausgedehnten Eingriffes liegt ausschließlich in dem Nachweis, daß die Pneumothoraxtherapie nicht durchführbar ist, denn andernfalls ist die letztere unbedingt vorzuziehen. Es muß zuerst sichergestellt sein, daß wirklich ausgedehnte Pleuraverwachsungen vorliegen. Es ist also nur eine Frage der begleitenden Umstände, nicht des Prinzips, ob man sich gegebenenfalls für Plastik oder Pneumothorax entscheidet."

Daraus ergibt sich ohne weiteres, daß alle die Kranken, bei denen der Pneumothorax möglich ist, für eine extrapleurale

Thorakoplastik gar nicht in Frage kommen. Man muß anerkennen, daß die Pneumothoraxtherapie gegenüber selbst den vereinfachten und beschränkten Formen der Thorakoplastik so viel Vorteile den Kranken bietet, daß sie in allen Fällen, wo sie technisch möglich ist, den Vorzug verdient. Der geringere Eingriff, die totale Ruhigstellung und vollständige Retraction, vor allen Dingen aber die Möglichkeit, daß die Lunge nach Aussetzung der Behandlung ihre Funktion wieder aufnimmt, sind so gewichtige Faktoren, daß eine Thorakoplastik erst dann in Frage kommt, wenn der Pneumothorax nicht mehr möglich ist.

Wir könnten also kurz die Indikationsstellung folgendermaßen formulieren: Die extrapleurale Thorakoplastik ist indiziert in den Fällen, wo die Pneumothoraxtherapie angezeigt, aber wegen Verwachsungen nicht möglich ist.

Die Indikationen für die Pneumothoraxtherapie sind durch die grundlegenden Arbeiten von Forlanini, Brauer, Lucius Spengler u. a. ziemlich geklärt. Nach Jessen besteht eine sichere Indikation bei schwerer einseitiger Erkrankung, wenn die andere Seite frei oder fast frei ist, und wenn Adhäsionen auf der kranken Seite fehlen. Er spricht von einer eventuellen Indikation, wenn eine langsam entstandene, einseitige schwere Erkrankung vorliegt mit mehrfachen Verwachsungen und wenn die andere Lunge frei oder fast frei ist. Auch bei protrahierten starken Blutungen bei schwerer einseitiger Erkrankung ohne Adhäsionen, und drittens bei einseitiger schwerer Erkrankung bei geringer Erkrankung der andern Seite ist eine relative Indikation gegeben. Als Kontraindikation bezeichnet er ausgedehnte, besonders zu Zerfall tendierende Erkrankungen der besseren Seite. Ebenso schließen ausgedehnte feste Pleuraverwachsungen auf der zu operierenden Seite, schwere tuberkulöse und sonstige Erkrankungen anderer Organe den Eingriff aus. Dabei ist hervorzuheben, daß das Urteil über die andere, über die sogenannte gesunde Seite nur ein sehr relatives sein kann. Eine wirklich gesunde andere Seite gibt es bei schweren Tuberkulosen wohl kaum. Die Hauptsache ist, daß diese Seite, wie wir uns ausdrücken, praktisch gesund ist und keine Neigung zum Fortschreiten der Erkrankung hat. Trotzdem muß man aber mit der Möglichkeit rechnen, daß in solchen Fällen nach der Operation ein Aufflackern alter Herde mit schneller Ausbreitung des Prozesses eintreten kann.

Nach unserer Meinung ist die extrapleurale Thorakoplastik indiziert bei schwerer Erkrankung einer Seite mit gesunder oder praktisch gesunder anderer Seite und ausgedehnten Verwachsungen auf der kranken Seite. Namentlich dann, wenn aus den Einziehungen des Brustkorbes eine deutliche Neigung zur Schrumpfung erkennbar ist. Eine bedingte Indikation besteht bei einseitiger kavernöser Phthise auch, wenn die Verwachsungen nur circumscript sind Diese Indikation möchten wir, entgegen manchen Anhängern der Pneumothoraxtherapie, für solche Fälle damit begründen, daß bei den Versuchen, solche Verwachsungen durch den Pneumothorax zu lösen, mehrfach Kavernen eingerissen sind und zu einem Empyem geführt haben.

Die Entscheidung darüber, ob in einem für die Pneumothoraxtherapie
geeigneten Fall Verwachsungen vorhanden sind oder nicht, ist oft sehr
schwierig. Den meisten Ärzten sind in dieser Beziehung Überraschungen
vorgekommen. Umgekehrt sind vielfach ausgedehnte Verwachsungen angenommen worden, die einen Pneumothorax unmöglich gemacht hätten,
und sie waren auf umschriebene Abschnitte beschränkt.

Brauer und L. Spengler fanden in $^1/_5$ ihrer Fälle Verwachsungen, die den Pneumothorax unmöglich machten. In unseren Fällen
ist, soweit Auskunft vorliegt, fast immer zuerst ein Pneumothorax versucht worden. Unter 43 Fällen war 17 mal der Versuch gänzlich mißglückt.
In 7 Fällen erhielt man eine partielle, in einem Fall (24) eine fast totale,
aber nicht wirksame Pneumothoraxblase. In 8 Fällen wurde von vornherein vom Pneumothorax Abstand genommen, da ausgedehnte Verwachsungen angenommen wurden. In 6 Fällen fand sich ein Empyem
und in 4 Fällen fehlen Angaben. Auch in Friedrichs Fällen sind Pneumothoraxversuche der Operation vorausgegangen. Wilms betont allerdings
nicht ausdrücklich diesen Punkt, doch scheint es, daß auch er eine derartige Forderung aufstellt. In einzelnen Fällen, beispielsweise in 11 und
12 ist die starke Retraction der Brustwand und die deutliche respiratorische
Einziehung der Intercostalräume ein sicheres Zeichen ausgedehnter Verwachsungen gewesen. In solchen Fällen ist der Pneumothoraxversuch natür-
licherweise überflüssig.

Aus der Pneumothoraxliteratur geht hervor, daß gelegentlich ein Pneumothorax sehr wohl gelingt, daß eine große Blase hergestellt werden kann,
und daß trotzdem der Effekt ausbleibt. So war es z. B. auch in unserem
Falle 24. Der therapeutische Mißerfolg beruht darauf, daß umschriebene
Verwachsungen nur an der meist erkrankten Spitzenpartie bestehen und
eine Retraction derselben verhindern. Auch in solchen Fällen ist die
Operation indiziert, und zwar kommt hier entweder die Durchtrennung
aller Rippen in Frage, oder aber die partielle Resektion über der Spitze,
nach vorheriger Herstellung eines Pneumothorax. An diese Kombination
von Pneumothoraxtherapie und partieller Plastik über adhärenten
Spitzen haben Sauerbruch und Wilms gedacht.

Im allgemeinen darf man sagen, daß diejenigen Fälle, bei denen die
Pneumothoraxtherapie nicht möglich ist wegen bestehender Verwachsungen, die fortgeschritteneren sind. So betont Sauerbruch ausdrücklich, daß er nur Patienten mit ausgesprochener Tendenz zum Fortschreiten
und mit schlechter Prognose operiert hat. Auch Friedrich hat sich
mehrfach in diesem Sinne geäußert. Er sagt, daß er nur solche Fälle
der chirurgischen Therapie unterzogen habe, denen von seiten der behandelnden Ärzte und Phthisiotherapeuten die Prognose so gestellt war,
daß ihr Zustand trotz Anwendung aller Hilfsmittel der Therapie eine
dauernde, zunehmende Verschlechterung zeigte, so daß sie mit weitest-
gehender Wahrscheinlichkeit dem Tode entgegengingen. Bei der Pneumothoraxbehandlung besteht auf Grund der günstigen Resultate unverkennbar das Bestreben, das Verfahren auch auf leichtere Fälle auszudehnen. Bei
der Leichtigkeit des Eingriffs und der Möglichkeit der Lunge, später ihre

Funktion in vollem Umfange wieder aufzunehmen, ist dieses Bestreben gerechtfertigt.

Bei der operativen Behandlung der Lungentuberkulose ist eine funktionelle Wiederherstellung der Lunge nicht möglich. Außerdem ist selbst bei der Ausbildung der heutigen Technik der Eingriff größer. Höchstens könnte man daran denken, bei isolierten Spitzentuberkulosen mit Fixation in der Umgebung eine partielle Plastik, in Verbindung mit der Pneumothoraxtherapie, auszuführen, wie schon oben erwähnt wurde.

Wilms hat sich über seine Auffassung wegen der Schwere der Fälle nicht geäußert, doch scheint aus den beiden ausführlich mitgeteilten Krankengeschichten hervorzugehen, daß er weit leichtere Patienten operiert hat, als Sauerbruch. Namentlich ist sehr auffallend, wie wenig Sputum seine Kranken gehabt haben. So berichtet Kolb, daß das Sputum 5 bis 6 ccm pro Tag betrug und nach der Operation „wesentlich" zurückging. Bei einer so geringen Sputummenge haben wir bisher die Indikation zur operativen Behandlung nicht finden können, obwohl natürlich zugegeben werden muß, daß die Sputummenge allein kein Kriterium für die Schwere eines Falles darstellt. Im allgemeinen sollte man daran festhalten, die Operation auf die Fälle zu beschränken, bei denen eine Spontanheilung ausgeschlossen erscheint. Denselben Standpunkt vertreten Bandelier und Roepke: „Wenn man für derartige, die Tendenz zur Heilung in sich tragende Tuberkuloseformen die Operation vorschlägt, muß man konsequenterweise die Heilbarkeit der Lungentuberkulose ohne Operation überhaupt bezweifeln; dazu liegt gewiß keine Veranlassung vor." Wilms erwägt die Frage, ob eine nach seinem Vorschlag ausgeführte Thorakoplastik bei Spitzenaffektion, sowohl bei doppelseitigem Kavernenbestand als in Frühfällen in Betracht kommen könne Eine isolierte Resektion über Kavernen des Oberlappens bei geblähter Lunge halten wir mit Rücksicht auf die mögliche Aspiration für gefährlich; man müßte sich denn schon entschließen, die Operation mit gleichzeitigem Pneumothorax über dem intakten Lungenabschnittte auszuführen. Dem Vorschlag, Frühfälle zu operieren, sind dieselben Bedenken entgegenzuhalten wie der Freundschen Operation, da beginnende Spitzentuberkulosen in den meisten Fällen durch geeignete Behandlung ohne Operation ausheilen. Immerhin hat auch Sauerbruch bei einem seiner Kranken der letzten Zeit erwogen, bei dem die Operation auf der linken Seite ein gutes Resultat gezeitigt hat, auch eine partielle Resektion über der rechten Spitze, die an einer fortschreitenden Tuberkulose erkrankt ist, auszuführen. Dieser Plan wird in Analogie zu setzen sein zur doppelseitigen Pneumothoraxbehandlung.

Was die operierte Seite selbst angeht, so ist eine große Ausbreitung des Prozesses keineswegs eine Kontraindikation. Hier ist hervorzuheben, daß in Fällen mit großer Zerstörung der ganzen Lunge, besonders auch im Unterlappen, die totale Entknochung des Thorax, allerdings in zwei Sitzungen, das beste Verfahren ist. Wieviel man durch ein solches Vorgehen bei ganz schweren Fällen noch erreichen kann, zeigen die Kranken 11 und 17, die wir heute als klinisch geheilt betrachten dürfen. In solchen

Fällen kann die paravertebrale Resektion nicht in Frage kommen. Kolb sagt über die Wilmssche Methode: „Die Hauptdomäne unserer Operationsmethode ist die einseitige Oberlappentuberkulose. Der untere Lungenlappen derselben Seite soll vollkommen frei von tuberkulösen Herden sein."

Bei Friedrichs Patienten fanden sich ausgedehnte krankhafte Veränderungen auf der ganzen operierten Seite. Ausschließlich Oberlappenerkrankungen fanden sich in Sauerbruchs Material in den Fällen 3, 5 und 19; bei 29, 31 und 32 fand sich der Hauptprozeß im Unterlappen. Vielleicht ist Landerers Vorschlag berechtigt, bei Unterlappentuberkulose mit Rücksicht auf ihre schlechte Prognose früher als sonst operativ einzugreifen.

Was die Form der Tuberkuloseerkrankung angeht, so handelt es sich in allen unseren Fällen, mit Ausnahme von 28, 32 und 34, um hochgradige kavernöse Prozesse. Freilich besteht daneben eine Neigung zu fibröser Induration. Auch aus Friedrichs Krankengeschichten geht diese Tatsache hervor. Gerade diese Fälle sind keineswegs undankbar, wie übereinstimmend Carl Spengler, Friedrich und Sauerbruch hervorheben. Sie haben im Gegenteil eine bessere Prognose als die infiltrierenden käsigen Formen. Friedrich warnt unter Hinweis auf eigene schlechte Erfahrungen vor der Operation bei frischen akuten Formen und will sie deshalb von der Behandlung ausschließen. Doch ist nach den Erfahrungen Sauerbruchs in den Fällen 29 und 35, gerade in solchen Fällen durch die Operation ein besonders günstiger Einfluß auf die Erkrankung ausgeübt worden. Vielleicht sollte man aber dann Wert darauf legen, keine vollständige Retraction, sondern nur eine funktionelle Ruhigstellung durch Durchtrennen der II. bis X. Rippe zu erreichen.

Bei allen chronisch kavernösen Prozessen ist die Neigung zu Schwartenbildung und starker Schrumpfung besonders günstig. Man kann im allgemeinen in solchen Fällen auf günstigen Verlauf rechnen. Friedrich, Sauerbruch und Wilms betonen übereinstimmend, daß gerade diese Neigung zur Schrumpfung, die an der Einziehung der Thoraxwand unverkennbar ist, bei der Auswahl der Fälle eine große Rolle spielt. Aber nicht immer macht sich selbst hochgradige Schrumpfung am Brustkorb bemerkbar, namentlich bei Kranken mit emphysematösem Habitus. So bestand z. B. im Fall 30 eine hochgradige Neigung zur Schrumpfung, trotzdem die Untersuchung Anhaltspunkte dafür nicht geboten hatte.

Wir haben gesehen, daß das Verhalten der anderen Seite für den Verlauf nach der Thorakoplastik von größter Bedeutung ist. Es soll darum die andere Lunge möglichst gesund sein. Demgegenüber ist zuzugeben, daß diese Forderung wohl nur ganz selten erfüllt ist. Fast immer finden sich isolierte Herde auf der andern Seite. Verlangt werden muß dagegen, daß diese Herde nicht frisch und keine Neigung zum Fortschreiten haben, mit andern Worten, daß diese Seite, wie wir sagen, praktisch gesund ist.

Bei der Pneumothoraxtherapie wird die Indikation, selbst bei

Erkrankung der andern Seite, weiter gestellt. Saugmann gibt an, daß bei einigen seiner Fälle sogar ein Drittel der anderen Lunge tuberkulös erkrankt war. Die Erfahrung zeigt, daß „inaktive" Herde der andern Seite häufig günstig beeinflußt werden, so z. B. in unseren Fällen 9, 17, 19. Andererseits aber haben wir bei den Fällen 15, 20 und 23 im Anschluß an die Operation eine merkbare Verschlimmerung der „gesunden" Seite erlebt. Es wird eine solche Verschlechterung nicht immer allein durch die Operation verursacht sein, sondern zuweilen auch in dem Charakter der Erkrankung liegen. So glauben wir, daß es sich im Falle 20 um eine besonders ungünstige Form der Tuberkulose gehandelt hat. Selbst kleine Herde im Unterlappen der anderen Seite und größere selbst alte Herde in der Hilusregion sind eine Kontraindikation für die Operation.

Die Beurteilung der sogenannten gesunden Seite ist häufig außerordentlich schwierig. Wiederholte Untersuchungen und am besten eine längere Kontrolle empfiehlt sich in allen Fällen, wo man seiner Sache nicht sicher ist. Diese Regel wird von Sauerbruch stets beobachtet.

Ein großes Gewicht ist bei der Indikationsstellung für eine Thorakoplastik auf den Allgemeinzustand des Patienten zu legen. Hier ist es ebenfalls schwer, bestimmte Anhaltspunkte zu geben. Der allgemeine Eindruck, den man von der Widerstandskraft des Patienten erhält, kann mitunter ebenso entscheidend sein, wie eine eingehende Untersuchung. Für die Operation müssen größere Forderungen in bezug auf den Allgemeinzustand gestellt werden, als für die Pneumothoraxtherapie. Daß Kranke mit ausgesprochen akuter oder chronischer Erkrankung tuberkulöser Art nicht operiert werden können, liegt auf der Hand. Auch tuberkulöse Prozesse des Darmes sind eine unbedingte Kontraindikation. Dagegen hindert eine chronische Tuberkulose des Larynx nach unserer Meinung die Operation nicht. Wir haben vielmehr gesehen, daß bei den Patienten 11 und 24 die Tuberkulose sich besserte in dem Maße, wie der Erfolg der Operation in die Erscheinung trat. Stark abgemagerte, kachektische Kranke sollte man nicht operieren. Der Ernährungszustand unserer Kranken ist im allgemeinen trotz erheblicher Abnahme des Körpergewichtes immer noch ein befriedigender gewesen.

Mehr oder weniger cyanotische Gesichtsfarbe und hektisch gerötete Wangen zeigen die Tuberkulösen sehr häufig. In Verbindung mit ausgeprägter Anämie und Blässe der übrigen Haut mahnt dieses Aussehen zur Vorsicht. Friedrich weist darauf hin, daß speziell das gelbe fahle Gesicht, die gelbe, fahl belegte Haut der Phthisiker immer ein Zeichen „tiefgesunkener vitaler Kraft" sei.

Hohe Temperaturen sind keine Kontraindikation, im Gegenteil, die Operation wird ja häufig gerade zur Beseitigung des chronischen Fieberzustandes ausgeführt. Mehrere unserer Kranken haben denn auch längere Zeit Temperaturen bis 39 gehabt von intermittierendem Typus, wie z. B. in den Fällen 11, 16 und 30. Auch bei einzelnen Patienten von Friedrich und Wilms bestand hohes Fieber.

Auch große Auswurfsmengen sind keine Kontraindikation. Mehrere Kranke hatten Auswurfsmengen bis 200 ccm (Fall 17), sogar bis zu 400 ccm pro Tag. Hier sei nochmals darauf hingewiesen, daß in diesen Fällen in der Nachbehandlungszeit die allergrößte Sorgfalt auf ausreichende Expektoration gelegt werden muß.

Außerordentlich wichtig für einen guten Verlauf ist, daß das Herz leistungsfähig ist. Es wird ja im Anschluß an die Operation eine beträchtliche Mehrleistung von ihm gefordert. Hohe Pulsfrequenz bei sonst regelmäßiger und kräftiger Herzaktion will nicht zu viel sagen. Unregelmäßiger, kleiner Puls dagegen läßt eine Degeneration des Herzmuskels vermuten, die sich ja oft durch die lange Erkrankung sehr wohl erklärt. In solchen Fällen wird man erst nach einer längeren Vorbehandlung des Herzens ein Urteil über seine Leistungsfähigkeit fällen können.

Ausgesprochene Darmtuberkulose ist eine Kontraindikation gegen die Operation. Freilich ist die Diagnose solcher Veränderungen im Darm nicht immer leicht. Es kommen ja bekanntlich langwierige Diarrhöen und andere Digestionsstörungen bei der Tuberkulose vor, die einfach toxischer Natur sind. Im Falle 21 z. B. bestand eine mehrjährige Diarrhöe, die erst jetzt nach dem chirurgischen Eingriff verschwunden ist Sie war wohl nicht auf eine Darmtuberkulose zurückzuführen. Anderseits aber können fortgeschrittene organische Veränderungen im Darm vorliegen, ohne daß sie klinische Symptome machen, wie z. B. in 2 Fällen von Friedrich.

Die Larynxtuberkulose trübt im allgemeinen die Prognose. Beginnende Tuberkulosen des Kehlkopfes sind keine Kontraindikation gegen die Operation. Die Tuberkulose wird vielmehr mit der Abnahme des Sputums bessere Aussichten für die Ausheilung gewinnen. Nur in einem unserer Fälle (22) bestand ein ulceröser Prozeß. In den Fällen 2, 7, 24 fand sich nur leichte Verdickung und Schwellung der Stimmbänder, die nach der Operation abnahm.

Albuminurie leichten Grades fand sich dreimal (Fall 12, 20 und 22). Bei dem Kranken Nr. 12 ist die Albuminurie nach den Operationen vollständig verschwunden.

Friedrich hat auch aus dem Alter der Kranken Schlüsse für die Indikationsstellung gezogen. Er betont, man sollte in der Regel nur Kranke operieren, welche nicht jünger als 15 und nicht älter als 35, oder höchstens 40 Jahre seien. Er meint, daß jenseits dieser Altersgrenze die Widerstandskraft gegen die unmittelbare Gefahr der Operation nicht mehr ausreicht. Auch seien die vitalen Heilbedingungen schlechter. Außerdem würden sich bei jüngeren Patienten leicht starke Deformitäten entwickeln. Das beste Alter liegt bei ihm zwischen 20 und 30 Jahren.

Eine Übersicht über das Lebensalter unserer Patienten ergibt folgendes:

0 bis 20 Jahre	0 Fälle
20 „ 25 „	10 „
25 „ 30 „	14 „
30 „ 35 „	9 „

```
35 bis 40 Jahre  . . . . . . . . . . . . . . . .  5 Fälle
40 „  45   „     . . . . . . . . . . . . . . . .  1   „
45 „  50   „     . . . . . . . . . . . . . . . .  4   „
```

In unseren Fällen ist der jüngste Patient 20 Jahre alt. Friedrich hat einen 16 jährigen, Lenhartz sogar einen 12 jährigen Knaben operiert, der trotz Resektion von 9 Rippen den Eingriff gut überstand. Im allgemeinen kann man sagen, daß jugendliche Kranke infolge der großen Nachgiebigkeit ihrer Thoraxwand auch so die Fähigkeit zur narbigen Retraction der Lunge besitzen, so daß eine Operation nicht erforderlich ist. Der Einwand Friedrichs, daß zu junge und zu alte Individuen der Operation nicht gewachsen seien, trifft für die große extrapleurale Thorakoplastik zu, dagegen nicht für die modifizierten Methoden, wie wir sie heute anwenden. Es haben demnach auch unsere Kranken, die dem 50. Jahre nahe waren, den Eingriff überstanden. Dagegen ist zuzugeben, daß die Heilbedingungen in diesen Jahren schlechter sind und der Erfolg der Operation entsprechend unsicherer.

Eine besondere Besprechung erfordert noch die Indikation bei schwerer protrahierter Blutung oder bei sich oft wiederholenden kleinen Blutungen. Indikation für eine Thorakoplastik bieten wohl nur die rezidivierenden Blutungen. Friedrich betont ausdrücklich, daß rezidivierende Blutungen mitunter die Hauptindikation für die Operation abgeben. Auch Wilms scheint nach demselben Grundsatz zu handeln. Von unseren Fällen haben viele früher schwere Blutungen durchgemacht, doch nur bei Nr. 10 wurde hauptsächlich wegen der wiederholten Blutungen operativ vorgegangen. Ähnlich wie bei der Pneumothoraxtherapie ist auch nach der Thorakoplastik einer Verminderung oder sogar ein Aufhören der Hämoptyse zu erwarten. Bei unserem Patienten Nr. 10 hörten die Blutungen nach der Operation vollständig auf und auch bei einem der Friedrichschen Kranken trat dieser Erfolg ein. Bei Blutungen aus Kavernen mit starrer Wand ist nach der Operation nicht immer ein Erfolg zu erzielen. Infolge der Unnachgiebigkeit des umgebenden Gewebes kann die Höhle nicht zusammenfallen und das Gefäß komprimiert werden. In solchen Fällen könnte man sich vielleicht dazu entschließen, die Rippen über der erkrankten Spitze zu entfernen, die Lunge aus ihren Verwachsungen zu lösen und durch Tamponade die Kaverne zusammenzudrücken. So sind Schlange und Stabel vorgegangen.

Eine klare Indikation für die operative Behandlung stark schrumpfender Lungentuberkulose gibt hochgradige Dyspnoe. Bei dem Kranken 6 war eine Verziehung der Trachea die Ursache einer mäßigen Kurzatmigkeit. Im Falle 28 war es infolge einer starken Schrumpfung der erkrankten Seite zu einer enormen Verziehung der Trachea und des ganzen Mittelfells gekommen. Im letzteren Falle war es weniger die Erkrankung der Lunge an sich, als die Verziehung der Trachea, die hochgradige Dyspnoe bedingte, die Indikation zu dem Eingriff. Das Ergebnis der Operation hat gezeigt, wie berechtigt sie war.

Bei unserem Fall 32 war die Indikation für die Operation die starke Einziehung der Brustwand im untern Abschnitt. Die tuberkulösen Veränderungen waren gering. Die Patientin hatte nur sehr wenig Sputum, aber die außerordentlich starke Schrumpfung der Brustwand hatte zu Atmungsbeschwerden und vor allen Dingen zu heftigen neuralgischen Schmerzen geführt. Nach der Operation sind diese Schmerzen verschwunden, die Kranke hat ihr Sputum verloren und außerdem an Gewicht zugenommen.

Schließlich sei noch kurz die Frage berührt, ob und inwieweit kavernöse Lungenprozesse, die zu einem Empyem oder zu einem Pyopneumothorax geführt haben, Gegenstand der operativen Behandlung durch Thorakoplastik sein können. Im allgemeinen hat man ja früher solche Fälle als ein noli me tangere angesehen (Senator). Anderseits haben Runeberg, Bouveret, Schwarz u. a. nachgewiesen, daß, wenn der tuberkulöse Prozeß in der Lunge nicht so hochgradig ist, durch Thorakotomie häufig Heilung erzielt wird. Bei sehr fortgeschrittenen Fällen lehnen aber auch sie die Behandlung ab. Mehrfach ist auch die ungünstige Wirkung der Thorakotomie auf den tuberkulösen Prozeß der Lunge hervorgehoben worden (Körting, Fiedler). Auch das Ablassen des Exsudates durch die einfache Punktion hat viel Anhänger. In neuerer Zeit ist diese Methode mit Erfolg mit dem Pneumothoraxverfahren kombiniert worden (L. Spengler, Wenkebach). Bei eitriger Exsudatbildung verlangt L. Spengler, man solle so lange wie möglich versuchen mit Aspiration und Luftnachfüllung auszukommen. Auf seine Veranlassung hat Herr Prof. Sauerbruch sich in einem solchen Falle entschlossen, wo die Aspiration nicht zum Ziele führte, eine große Plastik auszuführen. Es wurden in mehreren Sitzungen die I. bis X. Rippe entfernt und nach der Mobilisation der Brustwand dann sekundär das Exsudat abgelassen. Der Erfolg war ein außerordentlich günstiger. Die schwerkranke Patientin darf als geheilt gelten. Man würde aus dieser Erfahrung den Vorschlag ableiten dürfen, in ähnlichen Fällen primär eine ausgedehnte Plastik auszuführen und erst später das Exsudat entweder durch mehrmalige Punktion oder auch durch die Rippenresektion abzulassen.

Fälle mit offenem Pneumothorax, wo eine Fistel, und meistens Bronchialfistel, besteht, sind für die Behandlung außerordentlich undankbar. Hier würde man nur in denjenigen Fällen noch die Thorakoplastik versuchen, die bei gutem Kräftezustand sind, bei denen die Eiterung nicht zu stark und die andere Seite gesund ist.

Die endgültige Entscheidung über die Indikationsstellung im konkreten Falle hat, wie wir gesehen haben, eine Reihe von Faktoren zu berücksichtigen. Es sei hervorgehoben, daß die Kranken meist selbst den dringenden Wunsch haben, durch eine Operation gebessert oder geheilt zu werden. Die meisten Kranken entschließen sich außerordentlich schnell. Nicht selten kommen sogar die Kranken von sich aus mit der Bitte um Operation zum Arzt. Leider sind es sehr häufig gerade die aussichtslosesten Fälle, die in bezug auf die operative Behandlung den größten Optimismus zeigen. Der Chirurg sollte sich durch das Drängen seiner Kranken in seiner Indikationsstellung nicht beeinflussen lassen. Bei der Kranken Nr. 22 wurde die Operation anfangs von Herrn Prof.

Sauerbruch abgelehnt, dann aber auf die dringenden Bitten der Kranken und ihrer Angehörigen ausgeführt. Die Operation war nicht indiziert.

Übrigens betont auch Landerer schon, daß er mehrmals die Operation nur auf Wunsch des Patienten ausgeführt habe. Doch sollten derartige Eingriffe solaminis causa nicht zur Anwendung kommen.

Bei klarer Indikationsstellung wird der Chirurg, der in letzter Hand die Verantwortung für den Ausgang trägt, manchen Kranken abweisen müssen. So sind in der letzten Zeit 8 Kranke, die zur Untersuchung kamen, abgewiesen worden.

Die letzte Entscheidung trifft der Chirurg, aber auf Grund sorgfältiger Diagnose des Lungenbefundes durch den Internen und am besten auf Grund gemeinsamer Beratungen. Solange man unter dem Eindruck der Gefährlichkeit der Operation stand, ist sehr häufig von dem Internen auf Beschränkung der Plastik gedrängt worden. Mehrfach ist deshalb auch die axillare, weil ungefährlichste Form der Plastik ausgeführt worden, die nach unserer heutigen Erfahrung keine Berechtigung mehr hat.

Die technische Methodik ist so ausgebildet, daß uns für jeden Fall zuverlässige Verfahren zur Verfügung stehen. Wir dürfen jetzt dem Kranken gegenüber die Operation als ungefährlich bezeichnen.

Die Erfolge der Behandlung der Lungentuberkulose durch die Thorakoplastik.

Die bisherigen Besprechungen haben gezeigt, daß die Thorakoplastik weitgehende anatomische Veränderungen hervorruft, die die Grundlage klinischer Besserung der Krankheit abgeben. Es war weiter schon hervorgehoben, daß diese Besserung in manchen Fällen anhaltend ist und schließlich sogar in Heilung übergeht.

Für die Beurteilung des Erfolges nach der Operation bestehen Schwierigkeiten. Man muß damit rechnen, daß trotz anfänglicher Besserung nach der Operation schließlich doch der weitere Verlauf ungünstig sein kann. Eine objektive Beurteilung der Erfolge ist darum erst längere Zeit nach der Operation möglich.

Es liegt auf der Hand, daß der Begriff Heilung bei den schweren Erkrankungsformen mit hochgradiger Zerstörung der Lunge nur ein relativer sein kann. Das Hauptkriterium dürfte sich zunächst aus dem allgemeinen Kräftezustand und der dauernden körperlichen Leistungsfähigkeit ergeben. Unbedingt verlangt werden muß, daß der Patient kein oder nur geringes Sputum mehr hat und vor allen Dingen keine Tuberkelbacillen mehr gefunden werden. Dabei ist es aber nicht immer nötig, daß von seiten der Lungen klinische Symptome vollständig fehlen. Der veränderte Zustand der Lunge macht natürlich von vornherein normale Auscultations- und Perkussionsverhältnisse unmöglich. Auch das Bestehen leichter katarrhalischer Erscheinungen würde nicht gegen eine Heilung sprechen, vorausgesetzt, daß der Patient andauernd fieberfrei ist, guten Ernährungs- und Kräftezustand und volle körperliche Leistungsfähigkeit aufweist, und daß, wenn er überhaupt Sputum hat, Tuberkelbacillen nicht gefunden werden.

Bei der Beurteilung der Leistungsfähigkeit des Verfahrens darf weiter nicht vergessen werden, daß es in den weitaus meisten Fällen bei schwerster Form der Tuberkulose in Anwendung kam. In Anerkennung dieser Tatsache kann es nicht wundernehmen, daß in wenigen Fällen auch die Operation nicht den erwünschten Erfolg brachte, ja sogar eine Verschlechterung im Anschluß an die Operation eintrat. Eine solche Verschlechterung wird übrigens auch, wie ausdrücklich hervorgehoben werden muß, nach der Pneumothoraxtherapie beobachtet. Es handelt sich eben immer um Fälle mit zu weit fortgeschrittener Krankheit und zu weit ausgedehnter Lokalisation. Mehrfach ist darauf hingewiesen · worden, daß bei der Entwicklung unserer jetzigen Technik die Thorakoplastik ihre Gefahren eingebüßt hat. Die Operation ist zu einem sehr viel leichteren Eingriff für den Kranken gemacht worden, und wir dürfen den Eingriff mit ruhigem Gewissen den Kranken jetzt als einen relativ ungefährlichen empfehlen. So sehen wir denn auch, daß bei 43 Fällen mit 72 Eingriffen nur ein einziger operativer Todesfall zu verzeichnen ist.*) Bei dieser Kranken (Nr. 4) war aber die ausgedehnte Thorakoplastik Brauer-Friedrichs ausgeführt worden. Zwei andere Kranke starben einige Tage nach der Operation. In einem Fall handelte es sich um einen außerordentlich heruntergekommenen, längere Zeit hektisch fiebernden Kranken mit einem ausgedehnten Pyopneumothorax. Selbst ein kleiner Eingriff — kleinste Resektion dreier Rippen — war für den Kranken schon zu viel. Der zweite Kranke hatte ebenfalls einen Pyopneumothorax und ging an den Folgen der Eiterung zugrunde. Beide Fälle müssen bei der Beurteilung der Thorakoplastik in bezug ihrer Wirkung auf die Lungentuberkulose ausscheiden. Von den übrigen Fällen starben 2 (Nr. 3 und 5), 9 beziehungsweise 3 Monate nach der Operation im Anschluß an eine Aspirationspneumonie, deren Eintritt durch die isolierte Oberlappenplastik hervorgerufen war. Im Falle 22 handelte es sich um eine schwere kavernöse Phthise mit hohen Temperaturen und schlechtem Allgemeinzustand. Die Kranke lag drei Wochen im Spital, ohne daß man sich zum Eingriff entschließen konnte. Nur auf das außerordentliche Drängen der Patientin und ihrer Angehörigen wurde die Operation schließlich ausgeführt. 14 Tage nach derselben starb sie an ihrer Tuberkulose. — Im Falle 26 war zunächst der Verlauf ein sehr guter und, wie die Obduktion bewies, die mechanische Wirkung auf die Lunge sehr stark gewesen. Klinisch war bereits eine Besserung durch Nachlassen des Fiebers und des Auswurfs zu erkennen. Dann aber setzte plötzlich im Ober- und Unterlappen der gesunden Seite, 3 Wochen nach der Operation, eine Pneumonie ein, an der die Patientin zugrunde ging. — Bei Fall 23 trat der Tod 3 Monate nach der Operation ein. Hier hatte sich der vorher schon nachgewiesene isolierte inaktive Herd der andern Lungenspitze rapid verschlechtert und zu einer tuberkulösen Aussaat in der ganzen Lunge geführt.

Wenn man die beiden Todesfälle bei den Kranken mit Pyopneumo-

---

*) Auch unter 10 Thorakoplastiken wegen Bronchiektasen findet sich kein Todesfall

thorax ausnimmt, so haben wir bei einer Zahl von 41 Kranken eine Gesamtmortalität von 7 (17 Proz.). Dabei sind alle Spättodesfälle, selbst diejenigen, die noch nach Monaten eintraten, mit eingerechnet. Diese Mortalität ist, selbst verglichen mit der Mortalität bei der Pneumothoraxtherapie, gering. Brauer und Spengler hatten eine Mortalität von 7 Proz. Saugmann schließt bei seiner Statistik von vornherein die schwersten Fälle aus und hat bei den übrigbleibenden 35 noch eine Mortalität von 11,4 Proz. Besonders gering erscheint unsere Mortalität im Vergleich zu den Resultaten Friedrichs. Nach seiner letzten Mitteilung hat er unter 29 Kranken 9 Todesfälle zu verzeichnen, was eine Mortalität von 31 Proz. ergibt. Außerdem berichtet er über drei weitere Operationen, von denen wiederum 2 Kranke gestorben sind. Wilms hat nach den bisher vorliegenden Mitteilungen unter 12 Kranken keine operativen Todesfälle. Die Zeit nach der Operation war bei seinen Publikationen zu kurz, um den weiteren Verlauf erkennen zu lassen.

Sehr bezeichnend ist, daß die Friedrichschen Kranken gewöhnlich in unmittelbarem Anschluß an die Operation oder innerhalb der ersten Tage gestorben sind, nur ausnahmsweise nach längerer Zeit. Friedrich bemerkt selbst hierzu, daß es sich zu drei Viertel um solche Fälle handelte, die bei der Indikationsstellung, wie er sie jetzt vertritt, von der Operation auszuschließen seien. In dieser Beziehung würden auch wir aus unserem Material sicher Fall 5, 22 und 23 für Kranke halten, bei denen die Thorakoplastik kontraindiziert war.

Diejenigen Fälle, die durch die Operation, ja durch mehrfache Operationen nicht gebessert worden sind, können in zwei Kategorien eingeteilt werden. Bei den einen ist nach der Operation der Zustand ziemlich unverändert geblieben, bei den andern hat er sich verschlechtert.

In die erste Kategorie gehören nur die Fälle 7, 15 und 37. In Fall 15 ist nur eine partielle Operation ausgeführt worden, und zwar die Resektion von der Axillarlinie, die wir ja mehrfach als vollständig unzureichend bezeichnet haben. Die Kranke hat sich zu einer zweiten Operation bis jetzt nicht entschlossen. Auch bei der Kranken (7) ist der Zustand nach der Operation im großen und ganzen derselbe geblieben. Der erste Teil der Operation, die Resektion der VIII. bis III. Rippe, wurde von Sauerbruch gemacht, während Wilms die Resektion der obersten Rippe vornahm. Hier trat nach der ersten Operation eine geringfügige Besserung ein, die durch die zweite Operation nicht vermehrt wurde.

Nach der Operation haben sich verschlechtert Fall 8, 10, 20 und 21. — Im Fall 8 trat im Anschluß an die Operation zunächst eine erhebliche Besserung seines Zustandes auf, die ihn sogar befähigte, seinem Beruf wieder nachzugehen. Dann aber trat unter den Folgen von Alkoholismus und Morphinismus eine Verschlechterung des Prozesses ein*). — Bei dem Kranken Nr. 10 ist die Neigung zur Blutung nach der Operation verschwunden, aber es treten zeitweilig jetzt hohe Temperaturen auf, die vorher nicht vorhanden waren. Der Bericht des Arztes ist unvollständig, so daß wir über den Lungenbefund

---

*) Der Kranke ist während der Drucklegung dieser Arbeit, $1^1/_2$ Jahre nach der Operation, an seiner Tuberkulose gestorben.

Genaueres nicht angeben können. — In den Fällen 20 und 21 beruht die Verschlechterung darauf, daß der Prozeß auf der unoperierten Seite Fortschritte macht.

Bei allen anderen Kranken unserer Statistik ist durch die Operation eine Besserung beziehungsweise Heilung eingetreten. Um deutliche Besserungen handelt es sich in den Fällen 12, 13, 14, 25, 27, 29, 30, 31, 34, 40, 41, 42 und 43. Hier kann man sagen, daß bei einzelnen Kranken, so sicher in den Fällen 13, 29, 30, 31, 40 und 41 der Erfolg der Operation erheblich zunehmen wird. Im Fall 13 wird man, um ein gutes Resultat zu erreichen, noch die untersten Rippen fortnehmen müssen. Das Sputum, das vor der Operation 200 bis 250 ccm betrug, ist auf 50 bis 60 ccm pro Tag zurückgegangen. Tuberkelbacillen werden in spärlicher Anzahl gefunden; auch ist der Allgemeinzustand befriedigend. — Im Fall 14 hat vor allen Dingen sich der Allgemeinzustand erheblich gebessert, das Gewicht hat um 10 Pfund zugenommen. Trotz ausgiebiger Resektion über dem Oberlappen besteht hier noch eine Kaverne, die wahrscheinlich infolge der Starrheit ihrer Wandungen nicht zusammenfallen kann. — Im Falle 25 und 29 ist die Körpertemperatur zur Norm zurückgekehrt, nachdem sie andauernd stark erhöht war. Außerdem hat das Sputum in Fall 29 erheblich abgenommen. — Im Falle 30 handelte es sich um eine ganz schwere, akut verlaufende Phthise mit hohen Temperaturen. Nach der Operation ist die Körpertemperatur normal, das Sputum (etwa 100—120 ccm) beträgt nur noch 5 bis 10 ccm pro Tag. Man kann aus diesem Verlauf mit einer noch weiteren Besserung, vielleicht sogar mit einer Heilung des Lungenprozesses rechnen. Die Prognose wird allerdings durch die daneben bestehende Dementia praecox, die sich nach der Operation verschlimmert hat, beeinträchtigt. — Im Fall 31 hat das Sputum um die Hälfte abgenommen. In den Fällen 40, 41 ist der Erfolg nach der Operation trotz kurzer Zeit schon gut. Im ersteren Falle ist die Temperatur jetzt normal, das Sputum aber beträgt noch 40 ccm. Vielleicht kommt hier noch eine zweite Operation in Frage. Im Falle 41 ist die postoperative Temperatursteigerung zur Norm zurückgekehrt, das Sputum aber ist um zwei Drittel, von 50 bis 60 ccm auf 15 bis 20 ccm pro Tag gefallen.

Noch günstiger sind die Resultate in den Fällen 6, 9, 18, 24, 33, 35 und 36. Im Falle 6 hat der Allgemeinzustand sich gebessert. Das Sputum, das vor der Operation 120 bis 130 ccm betrug, beträgt nach dem letzten vorliegenden Bericht noch ca. 50 ccm, enthält aber keine Bacillen mehr. Die Luftröhre, die verzogen war und dadurch eine Kurzatmigkeit bedingte, ist wieder mehr nach der Mittellinie herübergezogen. Es sei hier erwähnt, daß die Form und Starre des Thorax hier vielleicht einen vollen Erfolg verhindert hat. Weiter ist eine erhebliche Besserung des Allgemeinzustandes eingetreten. — Im Falle 9 ist ein vollständiger Erfolg wahrscheinlich ebenfalls durch die Starrwandigkeit der Kaverne in der Spitze verhindert. Immerhin hat die Kranke sich sehr erholt. Das Sputum schwankt zwischen 5 bis 15 ccm pro Tag. Bei den letzten Untersuchungen im August wurden keine Tuberkelbacillen gefunden. Die Gewichtszunahme seit der letzten Operation betrug 7 Pfund. Patientin ist vollständig fieberfrei. Im Fall 18 hat das Sputum erheblich abgenommen, die Patientin ist vollständig fieberfrei bei gutem Allgemeinzustand. Im Falle 24 handelt es sich um eine sehr schwere Erkrankung, mit andauerndem hektischen Fieber und großen Sputummengen (200 ccm). Der Erfolg der ersten Operation war beschränkt. Jetzt nach der zweiten Operation hat das Sputum bis auf ca. 60 ccm pro Tag abgenommen. Das Körpergewicht hat 10 Pfund zugenommen. Temperatur andauernd unter 37⁰. Bei Fall 33 ist trotz partiellen Eingriffs über dem Unterlappen eine erhebliche Abnahme des Sputums auf 50 von 200 ccm eingetreten. Das Körpergewicht hat sich um 8 Pfund gehoben. Im Fall 36 dürfen wir die vorherbestehende schwere Tuberkulose als geheilt ansehen. Es handelt sich nur noch um die Beseitigung der Empyemresthöhle.

Im Fall 35 ist trotz kurzer Zeit nach der Operation eine so erhebliche Besserung eingetreten, daß eine Heilung mit Sicherheit zu erwarten ist. Die Kranke, die hektisch fieberte, ist vollkommen fieberfrei, hat kaum noch Sputum und keine Bacillen mehr.

Das erfreulichste Resultat hat sich bei den Fällen 1, 2, 11, 16, 17, 19, 28, und 32 gezeigt. — Die beiden ersten Fälle, bei denen nunmehr 5 Jahre nach der Operation verstrichen sind und bei denen die erzielte Heilung angehalten hat, dürfen als definitiv geheilt bezeichnet werden. — Im Falle 11, 16 und 17 liegt der letzte Eingriff ein Jahr, im Falle 19 und 28 beinahe ein Jahr zurück. Nur im Falle 32, bei dem es sich um eine ziemlich leichte Erkrankung gehandelt hat, ist die Operation vor $^1/_2$ Jahr ausgeführt worden. — Im Falle 11 und 17 handelte es sich um schwerste Tuberkulose mit großen Sputummengen und andauernd hohen Temperaturen. — Alle diese Kranken erfüllen die von uns für den Begriff der Heilung aufgestellten Bedingungen, d. h. es liegt eine genügend lange Beobachtungszeit zurück. Weiter sind die Kranken fieberfrei, haben erhebliche Gewichtszunahme, Fall 11 sogar über 40 Pfund zu verzeichnen, sind arbeitsfähig und sputum- und bacillenfrei.

Zusammenfassend würde sich aus dieser Zusammenstellung ergeben unter 41 Fällen:

geheilt 8
erheblich gebessert 7
gebessert 13
unverändert 3
verschlechtert 2
gestorben (Operationstodesfälle . . 1,
       Spättodesfälle . . . . . 6) 7

Von den gebesserten und erheblich gebesserten werden mit Wahrscheinlichkeit noch 7 vollständig geheilt werden.

Diese Resultate sind unter Berücksichtigung der schweren Erkrankung, die bei weitaus den meisten unserer Patienten letal geendet hätte, als sehr gut zu bezeichnen.

Wir sehen weiter, daß auch mit weniger eingreifenden und relativ ungefährlichen Methoden wir mindestens ebenso viel erreichen können, wie mit der Brauer-Friedrichschen Operation. Die Zahl der Nichtgebesserten und die kleine Gruppe der Gestorbenen müssen gegenüber den Erfolgen unbedingt zurücktreten.

Wenn man außerdem bedenkt, daß durch weiteres Studium der Indikationsstellung und noch weitere Verbesserung der Technik die Erfolge sich noch heben werden, so wird die chirurgische Behandlung der Lungentuberkulose mittels extrapleuraler Thorakoplastik als aussichtsvoll bezeichnet werden müssen. Der Standpunkt Tuffiers (1910): „La mortalité que comporte cette opération n'est pas encore à l'heure actuelle compensée par des bénéfices évidents"; und ebenso derjenige Morin: „Procédé qui parait devoir être réservé à des cas exceptionels et à des chirurgiens particulièrement audacieux", ist heute unhaltbar geworden.

Wir dürfen vielmehr auf Grund der Erfahrungen an der Züricher Klinik mit vollem Vertrauen der Weiterentwicklung dieses neuen Gebietes der Chirurgie entgegensehen. Eine große Anzahl sonst verlorener Kranker wird dem Leben erhalten und sogar ihrem Beruf wieder zugeführt.

Kasuistik.

Die Unterlage für diese Arbeit bilden die von Herrn Prof. Sauerbruch operativ behandelten Fälle von Lungentuberkulose. Die Zahl der Fälle beträgt 43. Die drei ersten dieser Fälle wurden von Prof. Sauerbruch in Marburg operiert und sind identisch mit den von Friedrich veröffentlichen Fällen 20, 21 und 22. Sie sind nur kurz referiert. Die übrigen sind zum größten Teil in Zürich behandelt worden. Zwei wurden auswärts in Sanatorien operiert. Die Behandlung umfaßt den Zeitraum von November 1910 bis zum Oktober 1912. Die Krankenberichte sind im Oktober 1912 abgeschlossen worden. Sie sind auf der Grundlage allen zugänglichen Materials, teils aus der Klinik in Zürich, teils von den behandelnden Sanatorienärzten, teils durch eigene Beobachtungen abgefaßt worden. Die Fälle sind chronologisch geordnet, bis auf die 4, in denen der Lungenprozeß mit einer eitrigen Pleuraaffektion kombiniert war und eine Eröffnung der Pleurahöhle stattgefunden hat. Diese sind aus dem Zusammenhange herausgehoben und zuletzt angefügt. Es folgen dann noch 4 später operierte Fälle (40—43).

Am Schluß dieser Kasuistik habe ich auch kurz über die von anderer Seite veröffentlichten Fälle referiert.

Die Anzahl der bislang operierten Fälle, die ich in der Literatur habe entdecken können, stellt sich nach den Verfassern folgendermaßen: Sauerbruch 43 Fälle, Friedrich 29 (davon jedoch 3 mit unseren gemeinsam), Wilms 12, Landerer 6 (in einem Falle wurde die Kaverne eröffnet), Bang 3 (operiert von Hansen), Delagénière 3 („Friedrichsche Operation"); die Pleura war in diesen Fällen infiziert, ob sie eröffnet wurde, geht aus der Mitteilung nicht hervor), Rovsing 2 Fälle (operiert nach einer „modifizierten Friedrichschen Methode"; spontaner Kavernendurchbruch in einem der Fälle), Turban 1 Fall, C. Spengler 1 Fall, Lenhartz 1 Fall, Wolff 1 Fall (operiert von Rehn), Bier 1 Fall (die Kaverne wurde später eröffnet). Nach mündlicher Mitteilung von Herrn Prof. Sauerbruch haben außerdem v. Mickulicz 1 Fall und Poppert 3 Fälle operiert.

Im ganzen ist also 90 mal die extrapleurale Thorakoplastik ausgeführt worden.

Krankengeschichten.

Nr. 1*). Herr M—z (Davos), 27 Jahre. **Diagnose: Linksseitige Phthise.**
2. VI. 1908. Resect. cost. I—VIII nach Friedrich, sin. Fractura claviculae.
Erhebliche Besserung. Sputum von ca. 75 ccm auf 10—20 ccm heruntergegangen.
Allgemeinzustand erheblich gebessert, fieberfrei. Gewichtszunahme. 2. IV. 1909.
Resect. cost. VIII—X. Weitere Verminderung des Sputums bis kaum meßbar.
Erfolg: Geheilt.

Nr. 2⁺). Frl. R—t, 34 Jahre. **Diagnose: Ausgedehnte linksseitige Phthise
Kaverne im Oberlappen.** 7. V. 1909. Resect. cost. I—VIII nach Friedrich.
Verminderung des Sputums von 100 auf 20 ccm. Besserung des Allgemeinzustandes.
Rückgang des Fiebers. Nach späterem Bericht minimaler Auswurf. Herbst 1912
wieder arbeitsfähig, geheilt. **Erfolg: Geheilt.**

Nr. 3**). Frl. Z—r, 32 Jahre, Telegraphistin. **Diagnose: Rechtsseitige ausgedehnte tuberkulöse Zerstörung des Oberlappens.** Seit 5 Jahren mehrfach Hämoptoe. Wiederholt in Lungenheilstätten, im Jahre 1908 mit wiederholten
vergeblichen Pneumothoraxversuchen behandelt. Der sonst gutgebaute Thorax
rechts oben abgeflacht, schleppt in diesem Teile nach. In der Supraclaviculargrube
Tympanie, Flüsterstimme mit stark metallischem Beiklang; über der ganzen rechten
Seite massenhaft groß- und kleinblasige Rasselgeräusche; nach abwärts von der
IV. Rippe verliert sich der metallische Beiklang des Atemgeräusches; rechts vorn
oben Wintrichscher Schallwechsel. Das schleimig-eitrige Sputum enthält zahlreiche
Tuberkelbacillen. Die Extremitäten zeigen greinge Nagelbettcyanose. Schlechter
Allgemeinzustand, Fieber. 4. IV. 1909. Resect. cost. I—III et clav. dextr.
von vorne. Es wird unter partieller Lösung des Musculus pectoralis mit über die
Clavikel hin gehenden Schnitt, die Clavikel entfernt und die oberen (1 bis 3) Rippen
fortgenommen. Bereits am nächsten Tag setzt unter Temperaturanstieg starke
Erschwerung der Exspiration ein. Über dem ganzen rechten Unterlappen Dämpfung
mit Bronchialatmen, die im weiteren Verlauf es außer Zweifel stellt, daß es sich um
Aspirationspneumonie handelt. Der etwas schwankende Zustand der Pat. verschlechtert sich mehr und mehr, und in ihrer Heimat tritt nach ¾ Jahren Exitus letalis ein.
Die Sektion (Prof. Päßler) zeigt zwar Heilungstendenz im entrippten Oberlappen-
gebiet, aber im Unterlappen, über dem die Rippen in voller Kontinuität erhalten
geblieben waren, hat sich eine käsige tuberkulöse Pneumonie entwickelt, die zur Todesursache wurde. **Erfolg:** Nach einer isolierten Oberlappenplastik geht die Kranke
¾ Jahre nach der Operation an den Folgen einer Aspirationspneumonie zugrunde.

Nr. 4. Frl. Sch., 28 Jahre. **Diagnose: Tuberculosis cav. pulm. praecip.
lat. dextr. Anamnese:** Pat. steht seit mehreren Jahren in Sanatoriumsbehandlung wegen hochgradiger rechtsseitiger Phthise. Stetige Verschlechterung des Zustandes
trotz Kuren und sorgfältigster Behandlung. Vor 2 Jahren wurde bei der Pat. wegen
eines tuberkulösen Empyems die VII. Rippe reseziert. Nach der Operation zunächst
vorübergehende Verbesserung, aber später wieder rasches Zunehmen des Lungenprozesses. Da der Prozeß sehr progredient ist und bei üblicher Behandlung vollkommen
aussichtslos erscheint, wird Pat. von dem behandelnden Arzte Dr. Jacobi (Arosa)
zur Thorakoplastik nach Zürich gesandt. Röntgenbild zeigt zwei große Kavernen im
rechten Oberlappen, ebenso ausgedehnte Veränderungen im oberen Teil der linken
Seite. Die ganze rechte Seite schattig. 3. X. 10. Operation. Resect. cost. I—X
dextr. nach Friedrich. Rippe X—I werden in sehr großer Ausdehnung, vom
Ang. cost. bis zur vorderen Knorpelfuge reseziert. Sogleich tritt sehr starker Kollaps
der Lunge ein. — Pat. ist äußerst erschöpft. (Campher, Coffein). Sie erholt sich aber
nach und nach. Gegen Nachmittag hustet Pat. einige Male unter sehr großer Anstrengung, ohne viel zu expektorieren. Der Zustand scheint sich gegen Abend etwas
zu bessern. Dann hochgradige Dyspnoe. Der Puls ist sehr frequent und wechselnd
in der Qualität. — Um 7 Uhr schwerer Kollaps. Puls ist nicht mehr fühlbar. Atmung
sistiert. Pupillen ganz weit. Pat. liegt wie leblos da. Sofort künstliche Atmung

---

*) Aus Corr.-Bl. f. Schweizer Ärzte. 1912, Nr. 7. Sauerbruch.
**) Aus Münchner Med. W. 1911, Nr. 40. Friedrich.

unter Sauerstoffdarreichung und Herzmassage. Nach 2—3 Minuten atmet Pat. spontan. Die Herzaktion hatte sich schon bald nach der Herzmassage gebessert. Pat. kommt wieder zu sich, spricht und ist klar. — Um $^1/_2 11$ Uhr abends unter den Augen des Arztes ein zweiter ganz gleicher Anfall, von dem sich die Kranke nicht mehr erholt. **Erfolg:** Operationstod nach Brauer-Friedrichscher Plastik.

Nr. 5. Herr N., 37 Jahre, Beamter, Heimat: Westfalen. **Diagnose: Tuberculosis cav. pulm. praecip. lat. dextr.** Anamnese: Familienanamnese o. B. Vor 20 Jahren linksseitige Lungenentzündung. Neigung zu Bronchitis. Vor 4 Jahren rechtsseitiger Spitzenkatarrh; Husten und Auswurf, Gewichtsabnahme. Seitdem mit Unterbrechungen Sanatoriumsbehandlung ohne Erfolg. Vor 2 Jahren leichte Hämoptoe. Seit ein paar Monaten in Davos (Dr. Frei). Verschlechterung des Prozesses auf der rechten Lunge; eine leichte Affektion der linken Lunge hat sich eher etwas gebessert. Pneumothoraxversuch rechts; wegen Verwachsungen unvollständig; nur eine kleine basale Luftblase. Pat. wird darauf zur Thorakoplastik nach Zürich gewiesen. Status: Stark abgemagerter Pat. Gewicht 65 kg gegenüber 82 kg vor der Erkrankung. Gesicht blaß. · Nachtschweiße. Abendtemperaturen bis 38°. 150 bis 200 ccm Sputum pro Tag. Häufig werden auf einmal große Mengen ausgepustet. Lungenbefund: rechts starke Dämpfung über dem obern Teil des Oberlappens und an der Lungenbasis. Atmung bis zur zweiten Rippe scharf, bronchial mit amphorischem Beiklang und zahlreichen groß- und mittelblasigen, klingenden Rasselgeräuschen. Über dem Mittellappen sparsame mittel- und kleinblasige Rhonchi. Links Dämpfung bis zur Clavicula und Spina scapulae. Seltene katarrhalische Rasselgeräusche. Unter der Clavicula erscheint die Lunge frei. Das Röntgenbild bestätigt die klinische Untersuchung, es läßt eine große Kaverne rechts unter der Clavicula erkennen. Die Rippen liegen rechterseits sehr dicht aneinander. Die Trachea ist nach rechts hinübergezogen. Die ganze rechte Seite ist schattig, am stärksten in den obern und in den untern Partien. Linke Spitze zeigt nur in der Spitze geringe Veränderungen. Herz in Medianstellung. 12. I. 11. Operation. Resectio cost. I—IV dextr. Lokalanästhesie. Parasternaler bogenförmiger Schnitt von der Clavicula bis zur VI. Rippe. Der Musculus pectoralis wird nahe an seinem Ursprung durchtrennt und lateralwärts verschoben. Zuerst wird die II. Rippe in einer Ausdehnung von 10 cm subperiostal reseziert, wobei die Ursprungszacken des Musculus pectoralis minor und serratus abgelöst werden müssen. Darauf wird die I. Rippe mit Hilfe der Luerschen Zange auf ca. $1^1/_2$ bis 2 cm reseziert, dann Resektion der III. und IV. Rippe in größerer Ausdehnung (12 bis 15 cm). Die Einsenkung ist eine beträchtliche. Der Musculus pectoralis wird zurückgeklappt und mit Catgut an seiner Ursprungsstelle fixiert. Hautnähte. Heilung p. p. Pat. überstand den Eingriff gut. Er hustete in den ersten Tagen enorme Massen aus (ca. 500 ccm p. d.). Puls frequent, aber ordentlich gefüllt. Vom fünften Tage an steigt die Abendtemperatur bis 39 und 39,5. Über beiden Unterlappen, namentlich aber rechts, feinblasiges Rasseln (Aspirationspneumonie). Unter fortwährender Temperatursteigerung zunehmende Verschlechterung. Gewichtsabnahme. Allgemeiner Verfall. Pat. geht am 16. IV. 11, 3 Monate nach der Operation, an seiner Phthise zugrunde. Sektion wurde nicht gestattet. **Erfolg:** Tod 3 Monate nach der Operation an fortschreitender Tuberkulose.

Nr. 6. Herr W , 36 Jahre, Kaufmann, Heimat Prag. **Diagnose: Tuberculosis cav. pulm. praecip. lat. dextr.** Anamnese: Keine hereditäre Belastung. Als Kind gesund. 1899 luetische Infektion; Heilung nach 2 Jahren spezifischer Behandlung. 1903 Husten und Auswurf, später auch Fieber (38 bis 39°). Im Sommer 1904 wurde ein rechtsseitiger Spitzenkatarrh konstatiert. Seitdem ununterbrochene Kuren. Im Oktober 1906 kam Pat. nach Davos (Dr. v. Muralt). Damals viel Sputum. Tuberkelbacillen $+$ (Gaffky II), elastische Fasern. Meistens leicht febril. Allgemeinzustand im übrigen gut. Rechte Lunge ziemlich schwer erkrankt mit großen Zerstörungsprozessen und Kavernen besonders im Oberlappen. Linke Spitze verdächtigt. Im Frühjahr 1907 trat rechts Exsudat auf, das allmählich wieder verschwand. Tuberkelbacillen nur noch von Zeit zu Zeit nachweisbar. Allgemeinzustand gut. Gewicht zeigt Tendenz zum Steigen. — Frühjahr 1910 Schmierkur wegen tertiär luetischen Erscheinungen (Hodenschwellung und periostitische Schwellungen). Im September

1910 Behandlung mit Salvarsan. Später Kieferhöhlenentzündung; luetischer Ursprung derselben unsicher. Radikaloperation, die Pat. gut übersteht. Im Sommer 1910 Pneumothoraxversuch, mit nur kleiner Blase. Im Frühjahr 1911 ist der Lungenbefund gleich wie im Sommer des vorigen Jahres. Allgemeinzustand gut. Fortsetzung der antiluetischen Kur. Auswurf um 130 ccm. Tuberkelbacillen negativ, keine elastischen Fasern vorhanden. Da trotz der langen Behandlung keine Besserung eingetreten, ein Pneumothorax nicht gelungen war, wurde dem Kranken die Thorakoplastik vorgeschlagen. Aufnahme auf der Züricher Klinik am 6. IV. 11. Status: Kräftig gebauter, gut genährter, etwas pastöser Mann. Gesicht blaß. Bei der Atmung auf Distanz hörbares Rasseln. Sputummenge 120 bis 130 ccm pro Tag. Über der ganzen rechten Lunge starke Dämpfung. Vorn oben bronchiales Atmen mit amphorischem Beiklang und zahlreichen grobklingenden Rhonchi. Hinten oben idem. Vorn unten und hinten unten stark abgeschwächtes Atemgeräusch mit groben, halbklingenden Rhonchi. Links über der Spitze verkürzter Perkussionsschall. Hinten oben vesicobronchiales Atemgeräusch mit einzelnen feinen trockenen Rhonchi. In der untersten Seitenregion Atmung unrein, vesiculär mit einzelnen mittelblasigen halbklingenden Rasselgeräuschen. Das Röntgenbild zeigt einen Schatten über der ganzen rechten Seite besonders oben. Im rechten Oberlappen ist deutlich eine Kaverne zu sehen. Linke Seite leicht schattig. Trachea deutlich stark nach rechts, ebenso das Zwerchfell nach oben verzogen. 8. IV. 11. Operation. Unter Lokalanästhesie werden von einem Axillarschnitt aus die IV. bis VII. Rippe reseziert. Glatter Heilungsverlauf. Im Mai Entlassung nach Davos. Dort allmählich Rückgang des Sputums auf 60 bis 70 ccm. Auch nehmen die Rasselgeräusche über dem rechten Oberlappen ab. Lungenbefund im übrigen gleich. Die Funktion des rechten Armes ist unbeschränkt. Pat. nimmt an Gewicht zu, er macht kleine Spaziergänge. Keine Temperatursteigerung mehr. Kommt zur II. Operation nach Zürich. 12. VII. 11-Operation. Resectio cost. I. bis III. dextr. Pantopon 0,04. Lokalanästhesie (Novocain-Adrenalinlösung). Rückenlage; rechter Arm stark eleviert und abduziert. Rechtsseitiger parasternaler Schnitt von der Clavicula abwärts. Der Musculus pectoralis major wird in seiner claviculären und sternalen Partie nahe dem Ursprung abgelöst und mit Haken lateralwärts gezogen. Subperiostale Resektion der II. Rippe in einer Ausdehnung von 5,5 cm. Die I. Rippe liegt sehr tief. Mit Mühe gelingt es, eine Giglisäge mittels einer Déchampschen Nadel unter ihr durchzuführen und sie an zwei Stellen zu durchsägen, wodurch ein Stück von ca. 2 cm entfernt wird. Die Lücke wird durch Abtragen der Rippenstümpfe mit der Zange noch etwas vergrößert. Resektion der III. Rippe in einer Ausdehnung von 7 cm. Einlegen und Fixieren eines Muskelläppchen (Musculus pectoralis major) in die Lücke der I. Rippe. Fasziennähte, Hautnaht, Verband, Kompressionsbandage. Pat. übersteht diesen Eingriff leichter als die erste Operation. Nach 3 Wochen Resectio cost. VIII. bis IX. dextr. Die VIII. und IX. Rippe werden in einer Ausdehnung von 11 cm subperiostal reseziert. Dann trägt man von den Stümpfen der VI. und VII. Rippe noch ca. 2 cm ab und durchtrennt den Regenerationspanzer, der sich seit der ersten Operation in der Axillarlinie gebildet hat. Wiederum glatte Heilung. 14. VIII. 11. Rechts vorne oben Bronchialatmen. Tympanie weniger ausgesprochen als früher. Grobes, nicht sehr reichliches Rasseln über dem Oberlappen. Gute Eindellung der rechten Seite. Leichte paradoxe Atmung. Die ganze rechte Seite schleppt bei der Atmung stark nach. Keine Tuberkelbacillen, keine elastischen Fasern. Sputum 60 ccm. 19. VIII. Entlassung nach Davos. Dort wurde im November eine Tuberkulinkur (Alttuberkulin Koch) versucht, weil die Sputummenge nicht zurückging. Da aber Pat. schon nach der zweiten Injektion stark reagierte (38,5°), mußte die Kur abgebrochen werden. Gewicht steigt auf die gleiche Höhe wie vor der Operation, keine Bacillen mehr. Schlaf, Appetit und Stuhl in Ordnung. Husten hauptsächlich morgens, Pat. hustet dann jeweilen 20 bis 25 ccm aus. Da das Körpergewicht nicht zunimmt und das Sputum nicht zurückgeht, entschließt man sich zu einer 4. Operation. 12. I. 12. Wiederaufnahme auf die Züricher Klinik. 19. I. 12. I. bis VII. Rippe nochmals reseziert. Die Operation ist wegen starker Callus- und Narbenbildung sehr erschwert. Am Operationstag Puls 120, Temperatur 39. Glatter Wundverlauf. Puls und Temperatur gehen in einigen Tagen zur Norm zurück. Sputum 2 Wochen nach der Operation 30 bis 40 ccm. 4. II. Entlassung nach Davos. Große Eindellung unter der Clavicula und in der Axillargegend. Daselbst paradoxes Atmen. Scapula wenig disloziert, aber um den innern Rand gedreht, so daß der äußere Rand tief in den Thorax eingesunken ist. Beweglichkeit des rechten Armes ungestört. Im März fieberhafte Bronchitis mit Zunahme des Auswurfs auf 50 ccm. Beiderseits vermehrte Rhonchi. Über dem rechten Oberlappen spärliche klingende Rhonchi. Über dem Unterlappen einzelne mittelblasige halbklingende Rasselgeräusche. Auf der linken Seite sehr spärliche mittlere halbklingende Rhonchi. Röntgenbild: Schatten auf der ganzen rechten Seite, Trachea nach der Mitte zurückgegangen, die oberen Rippen laufen steil abwärts. **Nach jetzt vorliegendem Bericht geht es dem Pat. gut. Temperatur andauernd normal. Gewicht 83 kg. Sputum 30 bis 40 ccm pro die, bacillenfrei. Funktion des rechten Armes unbehindert. Pat. macht längere Spaziergänge und ist zu leichterer Arbeit fähig, nimmt wahrscheinlich seinen Beruf wieder auf. Erfolg: Erhebliche Besserung.**

Nr. 7. Fräulein K., 24 Jahre, Heimat St Petersburg. **Diagnose: Tuberculosis pulm. praecip., lat. dextr. Tub. laryngis.** Anamnese: Pat. erkrankte vor mehr als 10 Jahren an Husten mit Auswurf und Fieber. Seit dieser Zeit wegen rechtsseitiger Lungentuberkulose immer zeitweise Sanatorienkuren mit allmählicher Verschlechterung. Eintritt ins Sanatorium Dr. Turban (Davos) im Herbst 1908. Erster Winter Besserung und Gewichtszunahme von 8 kg. Während eines Aufenthalts zu Hause im Sommer 1909 verschlechtert sich der Zustand allmählich wieder. Rückkehr nach Davos. Es werden im Sanatorium zwei verschiedene Versuche (Januar und April 1911) zur Anlegung eines künstlichen Pneumothorax gemacht. Wegen Verwachsungen bleiben beide ohne Erfolg. Daher entschließt man sich zu einer Thorakoplastik. **Status:** Rechte Lunge total erkrankt, im Oberlappen eine eigroße Kaverne. Der ganze linke Oberlappen weniger intensiv erkrankt. Im Kehlkopf tub. Infiltration des rechten Taschenbandes und der Hinterwand. Sputummenge ca. 30 ccm. Tuberkelbacillen+. 3. VI. 1911 **Operation. Resect. cost. III bis VIII dextr** Großer Schedescher Bogenschnitt. Von den Rippen III bis VIII rechts werden große Stücken, im ganzen 50 cm, entfernt. Pat. hat den Eingriff gut überstanden. Bis zum 5. Tage reaktionsloser Verlauf; dann Temperatursteigerung und eitrige Sekretion aus der Wunde. Allmähliche Ausheilung. Die Eindellung der rechten Seite ist sehr gut und die Kaverne auf dem Röntgenbild verkleinert. Im Auswurf, der sich nur wenig vermindert hat, noch Bacillen. Leichte Verschlechterung der linken Seite. Die nach dem ersten Eingriff noch notwendige Plastik über dem Oberlappen wird von Wilms ausgeführt (Frühjahr 1912). Im Mai kehrt Patientin dann wieder nach Davos zurück. Die Kaverne ist auf dem Röntgenbild nur noch als schmaler Spalt zu erkennen. Sputum trotzdem kaum vermindert. Die rechte Thoraxseite ist noch mehr zusammengefallen. Im Kehlkopf eine frische Reizung der Stimmbänder. Normale Temperaturen. Patient kehrt nach Hause zurück, ein weiterer Bericht liegt nicht vor. **Erfolg:** Wesentliche Besserung weder nach der ersten noch der zweiten Operation.

Nr. 8. Herr E., 29 Jahre, Geschäftsreisender, Heimat Regensberg. **Diagnose: Tuberculosis pulm. dextr. cavernosa et incip. sinistr.** Anamnese: Patient stammt aus tuberkulös belasteter Familie. Beginn des Lungenleidens 1904 mit Blutungen. Eine zweite stärkere Blutung 1905. Ihr folgt im Juli 1907 eine dritte. Lungenbefund im Herbst 1907: Über rechter Spitze gedämpfter Schall, verschärftes, verlängertes Expirium, kein Rasseln. Ende 1907 wiederholt große Blutungen, desgleichen im Juni 1908. Im Mai 1908 über der rechten Spitze klingendes Rasseln. Im ganzen leidliches Wohlbefinden, so daß Patient seine Geschäftsreisen ausführen konnte. Während dieser Zeit führte Patient jedoch ein äußerst ungeordnetes Leben mit reichlichem Alkoholgenuß. Im Frühjahr 1909 erneute Lungenblutungen, ebenso 1910, während eines Aufenthaltes im Spital St. Gallen. Anfang 1911 geht Pat. nach Arosa zu Dr. Amrein. Im März setzt eine große Lungenblutung ein, die sich nach einigen Tagen wiederholt und dann während 10 Tagen nicht zum Stillstand kommt. Die Temperatur geht jetzt jedoch allmählich herunter. Pat. wird im Frühjahr 1911 wegen einseitiger Tuberkulose zur Thorakoplastik geschickt. **Status:** Sehr elend aussehender Pat., Gesicht eingefallen, hektisch gerötet. Starke Abmagerung bei sonst leidlich kräftigem Körperbau. Lungenbefund: Rechts vorn oben bis III. Rippe Dämpfung mit Tympanie. Unterhalb der Clavicula Schallwechsel. Rechts vorn und rechts hinten oben bronchiales, unterhalb der Clavicula amphorisches Atmen, mit reichlichen mittleren und großblasigen, zum Teil klingenden Rasselgeräuschen. Unterhalb der III. Rippe Ronchi bei vesiculärem Atmen bis zur untern Grenze. Rechts hinten Dämpfung bis zweidrittel Scapula. Bronchiales Atmen bis Mitte Scapula. Vesiculär bronchiales Atmen bis zur untern Lungengrenze. Oben zahlreiche mittlere und großblasige, zum Teil klingende Rasselgeräusche. Rechts unten zahlreiche feine, knisternde Ronchien. Im Röntgenbild zeigt die linke Seite einen kleinen Schatten neben der Spitze, sonst ist die linke Lunge klinisch völlig intakt. Die rechte Seite ist undurchsichtig, oben bis zur IV. Rippe. Ebenso in den untern, nach der Lungenbasis hin gelegenen Partien. Unterhalb der Clavicula findet sich deutlich sichtbar eine große Kaverne. Sputum schleimig, eitrig. 120 ccm pro Tag. Temperaturen bis 38. Ein Pneumothoraxversuch (Prof. Sauerbruch) mißlingt wegen bestehender Verwachsungen. Deshalb 10. VI. 11 Operation. Resectio costarum III bis IX in Lokalanästhesie, nach Friedrich. Nach der Operation starke Dyspnoe mit hochgehendem Puls (Brustwandflattern). Auf Campher und Digalen Besserung. Die Temperatur steigt nach der Operation, geht aber dann allmählich zur Norm zurück. Die Heilung der Wunde erfolgt glatt. Pat. wird am 17. Juli 1911 in gutem Allgemeinzustand mit einer Sputummenge von nur 40 ccm entlassen. Nach Bericht von Dr. Bucher-Dielsdorf ist in der Folge das Allgemeinbefinden des Pat. sehr gut, so daß er im Herbst 1911 seine Arbeit wieder aufnehmen kann. Die Sputummengen gehen bis auf 10 ccm zurück. Trotz mehrfacher Aufforderung kommt der Kranke nicht zur zweiten Operation. Er fühlt sich gesund und arbeitet. Daneben ergibt er sich dem Alkoholismus und spritzt sich außerdem große Morphiumdosen ein. Infolgedessen wieder Verschlechterung seines Zustandes. Die Sputummengen steigen an, es treten neue Lungenblutungen auf und der Prozeß verbreitet sich auf den Unterlappen. Gleichzeitig treten frische Prozesse in der linken Spitze auf. Nach dem letzten Bericht bestehen hohe Temperaturen und große Schwäche. Erfolg: Nach anfänglicher wesentlicher Besserung zunehmende Verschlechterung. Anmerkung: Der Kranke stirbt Ende Oktober 1912. Die Sektion ergibt ulceröse kavernöse Tuberkulose des rechten Ober- und Mittellappens mit Kavernenbildung. Trockner alter Herd der linken Lungenspitze, frische Aspirationsaussaat über die linke Lunge. Ausscheidungstuberkel der linken Niere.

Nr. 9. Fräulein B., England, 21 Jahre. Diagnose: Tbc. pulmonae, cavernosa dextr. Anamnese: Großmutter an Tuberkulose gestorben. Im März 1908 erkrankt die Pat. an Tuberculosis pulmonis. Trotz Sanatoriumspflege Verschlechterung Temperaturen bis 38 Grad. Im Januar 1910 Eintritt in das Sanatorium Dr. Turban-Davos. Daselbst Besserung des Allgemeinbefindens. Bedeutende Gewichtszunahme. Puls frequent labil. Im März 1911 Anlegung eines partiellen Pneumothorax. Erfolg gering. Daher wird der Kranken die Thorakoplastik vorgeschlagen. Status: Allgemeinzustand recht gut. Etwas Hustenreiz, keine Dyspnoe, keine Nachtschweiße. Sputummenge 30 bis 50 ccm p. d. Lungenbefund: Rechts ausgedehnte Erkrankung der ganzen Lunge Über der ganzen rechten Seite Dämpfung, besonders jedoch bis zur IV. Rippe und dem Angulus scapulae. Zahlreiche großblasige, klingende Rasselgeräusche. Linker Oberlappen infiltriert, besonders von der II. Rippe abwärts. Das Röntgenbild zeigt eine eigroße Kaverne der rechten Spitze. 27. VI. 11. Operation in Lokalanästhesie und 2 g Chloroform. Resectio costarum II bis IX, vom Axillarschnitt aus. Operation wird gut überstanden, kein Fieber. In den ersten beiden Tagen Sputumretention. Pat. steht nach 2 Wochen auf. Wundheilung glatt. Sputummenge bei der Entlassung am 27. VII. 25 ccm. Das Röntgenbild ergibt nur eine ganz geringe Verkleinerung der Kaverne. Der Lungenbefund dementsprechend wenig verändert. Die rechte Thoraxhälfte erscheint von vorn nach hinten abgeplattet und in dieser Richtung gut zusammendrückbar. Während des Aufenthaltes in Davos fühlt sich Pat. wohl, macht kleine Spaziergänge. Ihr Zustand bleibt bis Oktober gut, dann erfolgt nochmalige Aufnahme in die Züricher Klinik für eine zweite Plastik. 20. X. 11. Operation. Resectio costarum I bis IX in Lokalanästhesie vom Paravertebralschnitt aus. Die Auslösung der Rippen vom Periost macht besonders in den vorderen Teilen große

Schwierigkeiten. Pat. übersteht den Eingriff gut. Die ersten Wochen nach der Operation vermehrtes Sputum, das aber bald von 100 bis 40 ccm herabsinkt. Die Eindellung der rechten Thoraxhälfte ist jetzt sehr gut, die Scapula ist vollkommen in die Tiefe gesunken. Funktion des rechten Armes ist intakt. Am 20. XII. Entlassung nach der Riviera. Die Kaverne erscheint auf dem Röntgenbilde kleiner und stärker abgeplattet als früher. Rückgrat leicht konvex gegen die operierte Seite hin. Frühjahr 1912 7 Pfund Gewichtszunahme. Sputum glasig, schleimig, 10 bis 20 ccm pro Tag, vereinzelte Tuberkelbacillen. Röntgenbild vom Mai 1912: Kaverne nicht mehr zu sehen. Rechte Thoraxhälfte, besonders im obern Teile, maximal eingesunken und verschmälert. Deutliche rechtskonvexe Skoliose. Pat. macht jetzt größere Spaziergänge, hat keine Dyspnoe, fühlt sich vollkommen wohl, sieht blühend aus. Herbst 1912 weitere Gewichtszunahme bis zu 12 Pfund, Sputum 5 bis 10 ccm, keine Tuberkelbacillen. Rückkehr nach Hause. Nach vorliegendem Bericht gutes Allgemeinbefinden. Sputum in der Heimat nicht vermehrt. Die Kranke wünscht zur Beseitigung der Eindellung eine plastische Operation. **Erfolg:** Wesentliche Besserung.

Nr. 10. Dr. F., 37 Jahre, Heimat Holland. **Diagnose: Tuberculosis cavernosa pulmonis dextrae. Anamnese:** Keine hereditäre Belastung. Beginn des Lungenleidens 1907 mit Husten und bacillenhaltigem Auswurf. Kein Fieber. Seit dieser Zeit ununterbrochen Sanatoriumsbehandlung. Einigemal Blutungen. Im Anschluß an diese gelegentlich Temperaturen. Lokalisation hauptsächlich auf der rechten Seite. Im Frühjahr 1911 Versuch eines künstlichen Pneumothorax, der wegen starker Verwachsungen nicht genügend ist. Daher wird dem Kranken die Thorakoplastik vorgeschlagen. **Status:** Kräftiger Körperbau, Ernährungszustand mäßig. Gewicht 74 kg. Maximaltemperatur 37,3. Sputum eitrig, 25 bis 40 ccm pro Tag, Tuberkelbacillen und elastische Fasern. **Lungenbefund:** Rechts Dämpfung über der ganzen Seite, besonders über dem Oberlappen. Atmung hier bronchial. Darunter bronchovesiculär in der Infraclaviculargrube, bronchoamphorisch. Über dem Oberlappen reichlich mittelblasige, auch gröbere halbklingende Ronchi. Über dem Unterlappen zahlreiche mittelblasige, feuchte Ronchi. Links oben Schallverkürzung, Atmungsgeräusch leise und rauh. Wenige feinklingende Ronchi. Das Röntgenbild zeigt rechts unter der Clavicula eine Kaverne. 15. VII. 11. Operation: Resectio costarum II bis VIII nach **Friedrich** in Lokalanästhesie. Pat. übersteht den Eingriff sehr gut. Wundverlauf glatt. Eine Woche nach der Operation entwickelt sich im linken Unterlappen eine Pneumonie mit hohen Temperaturen. Diese klingt ab. Im Herbst 1911 beträgt die Sputummenge wieder 40 bis 50 ccm. Keine Blutungen mehr. Da die Kavernensymptome im rechten Oberlappen unverändert sind, wird eine zweite Operation vorgeschlagen. Bei der Wiederaufnahme zeigt das Röntgenbild deutlich die noch bestehende Kaverne. Die Brustwandeindellung besteht hauptsächlich nur über dem Unterlappen. Leichte rechtskonvexe Skoliose. Linke Lunge klinisch intakt. 25. II. 11. Operation: Resectio costarum I bis VII dextr. Paravertebralschnitt. Die Rippe I wird fast ganz entfernt. Von den Rippen II bis VII Stücke von 5 bis 7 cm. Wundverlauf gut. Sputummenge steigt nach der Operation bis auf 100 ccm. Da die Scapula sich über die hintern Rippenstümpfe gelegt hat, entschließt man sich, diese abzutragen. 7. XII. 11. Operation: Resektion der Stümpfe von costar. I bis V. Paravertebralschnitt. Von Rippe I bis V werden Stümpfe in einer Ausdehnung von 3,5 bis 6 cm entfernt. Pat. übersteht die Operation gut. Am 2. Tage nach Ordination von Veronal mäßige Aufregungszustände mit Delirien. Verzögerung der Wundheilung durch eine Hautnekrose. Das Röntgenbild zeigt die noch bestehende, aber deutlich verkleinerte Kaverne. Die rechtskonvexe Skoliose hat sich noch etwas verstärkt. Die linke Lunge hat sich gut gehalten. Die Rasselgeräusche über dem rechten Unterlappen haben abgenommen; dagegen bestehen im Oberlappen noch Kavernensymptome. Sputum seit der letzten Operation auf 35 ccm gesunken. Mitunter Temperaturerhöhung bis 39° Die Seitenpartien der rechten Thoraxhälfte sind tief eingedellt und die Scapula, besonders der Angulusteil, ist in dieser Delle tief eingesunken. Im Bereich dieser Eindellung ist die Thoraxwand elastisch und zeigt deutlich paradoxe Atembewegungen, da eine Regeneration der Rippen nicht eingetreten ist. Der Umfang der rechten Brustseite beträgt in Axillarhöhe vom Sternum bis zur Wirbelsäule 39 cm bei Exspiration. Der der linken Seite 45 cm ebenfalls bei Exspiration; bei der Inspiration mißt der

Umfang 39 zu 46 cm. Das Herz ist etwas nach rechts geschoben. Nach Bericht von Dr. van Voornveld ist der Lungenbefund Ende August folgender: Rechte Lunge von oben bis unten starke Dämpfung. Über dem Oberlappen reichlich mittelblasiges Rasseln. Unterhalb der Clavicula bestehen Symptome einer großen Kaverne. Über dem Unterlappen finden sich weniger feuchte, sowie eine mäßige Menge trockener Geräusche. Die linke Lunge zeigt spärliche, feine, klingende Rasselgeräusche bis zum untern Rande der zweiten Rippe. Hinten unten finden sich vereinzelt krepitierende und bronchitische Geräusche. **Erfolg**: Keine Besserung. Nur die Blutungen haben aufgehört.

Nr. 11. Herr R., 32 Jahre, Paris. **Diagnose: Tuberculosis cavernosa pulmonum, praecip. lateris sinistrae. Anamnese**: Keine hereditäre Belastung. Als Kind gesund. Seit Frühjahr 1897 Husten und Auswurf, in dem Tuberkelbacillen gefunden wurden. Nach einer Sanatoriumkur wurde Pat. 1898 geheilt entlassen. 1901 erneutes Aufflammen des Prozesses nach Influenza. Bei leidlichem Befinden ändert sich der Zustand des Pat. bis 1907 nicht. Dann exsudative Pleuritis links. Temperaturen bis 40°. Unter allmählicher Entfieberung Besserung des Allgemeinzustandes durch Hochgebirgskuren. 1907 Eintritt in das Sanatorium Schatzalp, Davos. Damaliger Befund (Dr. Neumann): Dämpfung über der ganzen Lunge, besonders intensiv über dem Unterlappen. Atemgeräusch vesicobronchial. In den unteren Teilen hinten und vorn kaum hörbar. Hinten unten pleuritisches Reiben. Feine und mittlere, trockne Ronchie über der ganzen Lunge. Rechts: Exspirium an der Spitze verlängert, rauh und leise. Feine, trockene Ronchie. Rechte Lunge sonst ziemlich normal. Wieder rasche Entfieberung und Gewichtszunahme. Pat. wird im Juli 1907 nach Hause entlassen. Damals keine Tuberkelbacillen und kein Auswurf. Zustand hält sich ziemlich gut, mit vereinzelten Fieberattacken bis 1909. Im September 1908 Befund in Davos: Durch Pleuraschwarten im unteren Teil der linken Lunge sehr abgeschwächtes Atmen. Im oberen Teil links sind jetzt auch mittlere und über der Spitze grobe, klingende Ronchien zu hören. In der rechten Spitze auch mittlere, trockene Ronchien. Kein Auswurf, kein Fieber. Sommer 1909 Status idem. Dann große Blutung aus der Kaverne der linken Spitze. Im Frühjahr 1911 wieder eine kleine Blutung, nachher mehrmals trockene Pleuritiden mit Fieber. Dann und wann Auswurf mit Tuberkelbacillen. Der psychische Zustand des Pat. ist während der ganzen Zeit äußerst labil. Pat. ist leicht deprimiert und unruhig. Die Kuren werden deshalb öfters auf kürzere oder längere Zeit unterbrochen. Im Frühjahr 1911 verschlechtert sich der linke Oberlappen beträchtlich, und im Sommer dehnt sich der Prozeß auch über den Unterlappen aus, mit hochgradigem Zerfall des Gewebes. Patient hat jetzt große Mengen Auswurf. Eitrige Sputa, mit käsigem Geruch. (Durchbruch käsiger, früher abgekapselter Herde.) Die Temperaturen steigen allmählich an. Abendtemperatur oft 39 bis 40°. Wegen der vorwiegend einseitigen Lokalisation des Prozesses entschließt man sich, trotz der weitgehenden Zerstörungen und der schlechten Herztätigkeit doch noch zur Operation. **Aufnahmestatus**: Links ausgesprochene Dämpfung über der ganzen Lunge. In der Fossa supraspinata und in der Axillarlinie, besonders gegen die Basis zu, ausgesprochene Tympanie. Vorne über der Spitze Tympanie. Hinten oben Atemgeräusch ziemlich laut und bronchial. Hier mittleres und grobes, auch klingendes Rasseln. Über dem Unterlappen Exspirium bronchial, mit amphorischem Beiklang. Grobe klingende Ronchi. Vorn oben Atemgeräusch vom Clavicular abwärts, leise vesicobronchial. Exspirium oben kaum, in den unteren Partien die Atmung überhaupt nicht hörbar. Hinten: Atemgeräusch: Inspirium rauh, Exspirium etwas verlängert. Ronchi fortgeleitet, unterer Teil der Lunge hinten und vorn normal. Herz stark nach links verzogen und durch Schwarten gedeckt. Das Körpergewicht beträgt 58,5 kg. Sputum 200 bis 250 ccm p. d. Tuberkelbacillen +, Gaffky V. Pat. hustet manchmal bröckelige tuberkulöse Massen aus. Elastische Fasern +. Temperatur abends bis 39 bis 40°, mit großen Remissionen. 26. VIII. 11. **Operation. Resect. cost. III—X sin. Lappenschnitt.** Die Intercostalräume sind ziemlich eng, die Rippen schlank. Es werden entfernt die Rippen X bis III in einer Ausdehnung von 14 cm. Der Kranke übersteht den Eingriff gut. Keine Störungen durch Brustwandflattern. In den ersten Tagen nach der Operation mehrfach bedrohliche Herzschwäche. Temperatur steigt nach der Operation nicht mehr über

37,8. Nur einmal, 8 Tage nach der Operation, tritt ein Schüttelfrost auf, nach dem der Kranke 39,6 mißt. Am dritten Tage stellt sich heftiger, mehrere Tage anhaltender Singultus ein. In der zweiten Woche subfebrile Temperatur, Puls um 85 bis 90. Heilungsverlauf der Wunde glatt. Pat. erholt sich schnell. Sputum nimmt ab.

Vergleichstabelle.

	Sputum	Puls	Temperatur
Vor Operation	200 bis 250 ccm	über 120	bis 39 bis 40⁰
Nach „			
Am 27. VIII.	75 ccm	128 bis 136	37,4 bis 37,8
„ 4. IX.	75 „	86 „ 96	36,4 „ 36,7
„ 18. IX.	25 „	80 „ 96	36,2 „ 36,6
„ 1. X.	35 „	80 „ 92	36,1 „ 36,7
„ 12. X.	17 „	80 „ 92	36,2 „ 36,7

Allgemeinzustand bedeutend gebessert. Pat. nimmt die letzte Woche im Spital 2 Pfd. zu. Er wird am 14. X. nach Schatzalp entlassen. Dort erholt er sich weiter, macht kleinere Spaziergänge. Gewicht steigt langsam. Anfang November beginnen jedoch die Sputummengen sich wieder zu vermehren und steigen bis 70 bis 80 ccm. Tuberkelbacillen Gaffky V, elastische Fasern sparsam. Zunahme des Prozesses im Oberlappen. Kein Fieber. Puls 88 bis 96. Pat. ist sehr unruhig. Am 30. XII. 1911 wird Pat. zwecks eventueller weiterer operativer Behandlung in die Züricher Klinik wieder aufgenommen. Das Röntgenbild zeigt den linken Unterlappen stark eingedellt und schattig; den Oberlappen dagegen noch wenig komprimiert. Eine Kaverne dort deutlich zu sehen. Keine Skoliose. — 6. I. 1912. Operation. Resectio costarum I bis VIII in Lokalanästhesie und oberflächlicher Chloroformnarkose vom Paravertebralschnitt aus. Rasches Vordringen auf die Rippen. Von den alten Rippenstümpfen werden hinten und vorn ca. je 2 cm abgeknipst. Rippe II, die einen starken Bogen bildet, wird in großer Ausdehnung reseziert, worauf die ganze Lunge samt der Thoraxwand stark kollabiert. Rippe I wird dann hinten um 2 cm reseziert. Die Pleura ist über dem Oberlappen, über dem Unterlappen und hinten stark verdickt. Wundverlauf glatt. Ein kleiner Kollaps am Tage nach der Operation geht unter Digalen schnell vorüber. Die ersten Tage nach der Operation steigt die Temperatur bis 38,5, nach 5 Tagen ist Pat. fieberfrei. Das Sputum ist nach 8 Tagen schon auf 15 bis 20 ccm vermindert. Das Körpergewicht, das bei der Aufnahme 62,300 betrug, steigt langsam an und beträgt bei der Entlassung 63 kg. Gutes Allgemeinbefinden. Im Röntgenbild gute Eindellung der ganzen linken Brustseite. Verkleinerung der Kaverne im Oberlappen. Am 6. III. wird Pat. nach der Riviera entlassen. Das Sputum geht sehr schnell zurück und beträgt Mitte März nur noch 4—5 ccm. Keine Tuberkelbacillen. Im Mai Gewichtszunahme 25 Pfd. Erneute Untersuchung (Dr. Neumann): Über dem linken Unterlappen fast kein Rasseln mehr zu hören. Die rechte Lunge o. B. Kein Sputum oder Husten, keine Tuberkelbacillen mehr. Im Röntgenbild ist die linke Seite in ganzer Ausdehnung undurchsichtig, keine Kaverne mehr zu sehen; die Lunge ist stark verschmälert. Die Rippen verlaufen steil nach abwärts. Deutliche linkskonvexe Skoliose im Thoraxteil. Die Intercostalräume rechts sind erweitert. Mediastinum und Herz sind nach links verlagert. Im Sommer 1912 fühlt sich Pat. ausgezeichnet und sieht sehr gut aus, hat an Kräften viel zugenommen; macht Spaziergänge und fühlt sich wohl. Befund im Juni (Prof. Sauerbruch): Über linker Spitze abgeschwächtes Atmen. Keine Rhonchi. Über linkem Unterlappen Atemgeräusch fast ganz aufgehoben. Beweglichkeit des linken Armes in bezug auf vollständige Elevation etwas eingeschränkt, sonst ganz normale Funktion. Pat. ist fähig, im mittleren Tempo selbst stundenlang zu gehen und Treppen zu steigen ohne Atemnot. Seine Haltung ist auffallend gut. Ende August hat der Kranke im ganzen seit der Operation 44 Pfd. zugenommen. Kein Auswurf. Pat. wird als geheilt entlassen und hat seine frühere Tätigkeit wieder aufgenommen. Letzter Bericht: Kein Auswurf. Bestes Wohlbefinden. **Erfolg:** Geheilt.

Nr. 12. Herr M—s, 37 Jahre, Kaufmann, Heimat: Ägypten. **Diagnose:** Tuberculosis pulm. praecip. lat. dextr. Nebenbefund: Nephritis chronica. Anamnese: Familienanamnese o. B. Pat. war immer gesund. 1906 hatte Pat. Malaria intermittens, die ohne Rezidiv heilte. Ungefähr von dieser Zeit an datiert sein jetziges Leiden, das mit geringem Bluthusten begann. Er konsultierte einen Arzt, der eine beginnende Lungentuberkulose rechterseits konstatierte. Pat. reiste darauf längere Zeit in Griechenland; doch machte die Krankheit stetige Fortschritte. Bluthusten trat nicht mehr so häufig auf, dagegen hatte Pat. immer viel Auswurf. 1907 geht Pat. nach Davos (Dr. L. Spengler und Dr. E. Neumann), wo er seitdem den größten Teil des Jahres wohnt. Er hustet nur mäßig. Die Temperatur ist normal. Allgemeinzustand ziemlich gut. Gewicht 85 kg. Lungenbefund 1907: Linke Lunge gesund. Über der ganzen rechten Lunge Dämpfung, auch großblasige, klingende Ronchi. Die Dämpfung nimmt mit der Zeit immer mehr zu, und eine allgemeine Retraction des oberen Teils der rechten Lunge stellt sich ein. Tuberkelbacillen und elastische Fasern spärlich vorhanden. Der Allgemeinzustand bleibt einige Jahre ungefähr gleich. Pat. ist gut genährt. Kein Fieber, keine Nachtschweiße. Der Zerfall der rechten Lunge geht aber vorwärts. Im Jahre 1910 sind schon deutliche Kavernensymptome hörbar. Die rechte Spitze ist jetzt stark retrahiert. Elastische Fasern reichlich im Auswurf. Linke Lunge ziemlich frei. Am 12. III. 1911 bekam Pat. eine schwere Blutung. Hierauf steigt die Temperatur eine Zeitlang, geht aber dann allmählich wieder zurück. Zu dieser Zeit hatte Pat. auch Eiweiß, einzelne Leukocyten und granulierte Cylinder im Urin. Pat. magerte jetzt sehr stark ab. Im Laufe des Sommers stieg das Gewicht. jedoch wieder auf 66 kg. Im August 1911 entschließt man sich zu einer Thorakoplastik, da die tuberkulöse Erkrankung fast ausschließlich die rechte Lunge befallen hat. Status: Großgewachsener Mann von stark gebräunter Gesichtsfarbe, in schlechtem Ernährungszustand. Sputum 80 bis 100 ccm. Tuberkelbacillen (Gaffky VII). Elastische Fasern +. Lungenbefund: Dämpfung über der ganzen rechten Lunge. Die ganze rechte Seite stark retrahiert, bleibt bei der Atmung zurück. Deutliche Einziehungen der rechten Intercostralräume beim Inspirium, besonders auf der Seite und hinten unten. Rechter unterer Lungenrand nicht verschieblich. Links: Atmung vesiculär, nur über Spitze etwas verschärft, das Exspirium ein wenig verlängert. Vorn und oben kein Rasseln, dagegen hinten unten einige kleine trockene Ronchi zu hören. Rechts vorn oben leises broncho-amphorisches Atmen, fast ganz verdeckt durch grobe Rasselgeräusche. Im I. Intercostalraum große klingende Ronchi. Im II. Intercostalraum Inspirium scharf, Exspirium bronchial, mittlere und große, auch klingende Ronchi. Im III. Intercostalraum scharfes Inspirium. Im IV. und V. Intercostalraum lauter grobes Rasseln. Das Atemgeräusch ist nicht sicher zu differenzieren. Dasselbe ist der Fall in der vorderen Axillarlinie. In den Seitenregionen leises broncho-amphorisches Exspirium und klingendes Rasseln. Rechts hinten oben Atemgeräusch lauter als vorn, deutlich broncho-amphorisch, klingende Ronchi. Über der ganzen hinteren Seite mittlere und grobe, teils klingende Ronchi. Exspirum leise bronchial. 28. VIII. 1911. Operation. Resect. cost. III bis X dextr. von einem Lappenschnitt aus in Lokalanästhesie und leichter Chloroformnarkose. Die zarte Pleura über dem Unterlappen wird bei der Operation verletzt. Unter Überdruck wird die Lunge gebläht und die Wunde geschlossen. Es werden keinerlei Störungen durch diese Komplikation beobachtet. Es werden nacheinander die X. bis III. Rippe in einer Ausdehnung von 15 bis 12 cm reseziert. Glatter Wundverlauf. Der Kranke hustet infolge der Wundschmerzen schlecht aus. Glatter Wundverlauf. Pat. geht am 18. X. 1911 wieder nach Davos. Sein Allgemeinzustand ist ziemlich gut. Das Körpergewicht steigt allmählich, die Temperatur ist normal. Die Sputummenge schwankt um 50 bis 60 ccm. Das Sputum selbst ist mehr schaumig und nicht so eitrig, wie vor der Operation. Elastische Fasern und Bacillen positiv. Im Urin vorübergehend Cylinder. Am 30. XI. Wiederaufnahme in die Züricher Klinik. Status: Gewicht 63,8 kg. Temperatur normal. Puls zwischen 64 und 84, etwas weich, gut gefüllt. Appetit gut, Sputum 45 bis 80 ccm, dickflüssig, enthält dicke Eiterballen, ist geruchlos. Der Larynx steht in Medianlinie, die Trachea ist fingerbreit nach rechts verzogen. Rechte Supraclaviculargrube tiefer als linke. Die rechte Brustwand ist im obern Teile deutlich eingezogen, sie schleppt bei der Atmung. Die Herzdämpfung ist ein wenig nach rechts verschoben, die Töne dumpf, auffallend leise. Keine Deviation der Wirbelsäule. Rechte Scapula steht gleich hoch wie die linke. Aktive Elevation des Armes geht nur wenig über die Horizontale. An der rechten Seite der Brustwand, zwischen hinterer und vorderer Axillarlinie ist im Gebiet der IV. bis X. Rippe die Brustwand stark muldenförmig eingedellt, sie ist hier nachgiebig und läßt sich leicht eindrücken. Bei der Inspiration wird sie stark nach innen oben eingezogen. Lungenbefund: Starke Dämpfung rechts vorne bis zur V. Rippe. Rechts hinten bis zur Höhe des V. Brustwirbels. Rechts hinten unten und in seitlichen Partien Schallverkürzung. Über dem ganzen rechten Oberlappen grobe, klingende Ronchi. Mittlere und feinere Ronchi über dem Unterlappen. Am 10. XII. 11. Operation. Resectio costarum I bis IX. Pantopon, Lokalanästhesie. Diese wirkt im Narbengewebe nicht sehr gut, so daß geringe Mengen Chloroform gegeben werden müssen. Langer, hinterer Bogenschnitt, von I. bis IX. Rippe, in unmittelbarer Nähe des ersten Operationsschnittes. Von Rippe IX bis III wird die frühere Operation ergänzt durch weitere Resektion von ca. 5 cm langen Rippenstücken. Rippe II und I werden unter geringen Schwierigkeiten reseziert. Guter Kollaps der Brustwand, Muskelhautnaht, Zugverband. Pat. übersteht die Operation gut. Da die Kaverne im Oberlappen immer noch sehr groß ist, wird dem Kranken eine nochmalige Operation vorgeschlagen. Am 6. I. 1912: *Resectio costarum II bis V* in Lokalanästhesie vom Parasternalhautschnitt rechts. Starke Lungenretraction. Am 1. II. wird Pat. nach Davos entlassen. Dortiger Lungenstatus vom Februar 1912: Rechts überall Dämpfung, links hinten oben leises, aber rauhes Vesiculäratmen, mit von rechts herüber geleiteten Ronchi. Desgleichen links hinten unten. Links vorn Vesiculäratmung leise und rauh. Keine Ronchi. Im I. bis V. Intercostalraum Vesiculäratmen. Rechts in Fossa supra clavicularis sehr laute grobe Ronchi. Broncho-amphorisches Atmen. Im I. und II. Intercostalraum gleichfalls, aber weniger zahlreich als bei der Untersuchung in Zürich am 13. I. Im III. Intercostalraum leises, rauhes Atmen und lautes Knacken. Exspirium weit hörbar, oberhalb der Mamilla amphorisches Atmen. In der rechten Seite amphorisches Atmen. Rechts hinten oben broncho-amphorisches Atmen, Knacken und Knarren. Rechts hinten unten mittelamphorisches Atmen. Knacken und pleurales Knarren. Pat. geht nach einigen Wochen nach Montreux. Einige Monate bleiben Husten und Auswurf gleich, Appetit ziemlich gut. Im Laufe des Winters verschwinden die elastischen Fasern, und der Tuberkelbacillengehalt geht herab. 26. III. Nachuntersuchung: Starke Eindellung in der Axillar- und Infraclaviculargrube. Clavicula springt stark hervor. Links der Lungenbefund wie früher; nur fortgeleitete Rasselgeräusche. Da der Erfolg noch nicht genügt, wird an eine nochmalige Operation gedacht. Am 16. V. 1912 Wiederaufnahme in die Züricher Klinik. Status: Allgemeinzustand gut. Gewichtszunahme 3 kg. Lungenbefund: Über der rechten Lunge völlige Dämpfung. Links überall lauter sonorer Schall. Rechts vorne vom III. bis VI. Intercostalraume und hinten von der IV. bis VII. Rippe etwas lauterer tympanitischer Schall, in fast völlig umschriebenem Bezirk, sonst absolute Dämpfung. Auscultation: Links kein Rasseln. Rechts über der Spitze kein Atemgeräusch. Hinten vom III. bis VIII. Intercostalraum lautes, großblasiges, feuchtes Rasseln mit Blasenspringen und tympanitischen Nebengeräuschen. Desgleichen vorn über III. bis IV und VI. bis VII. Intercostalraum. Im Bereich des Unterlappens hinten reichlich fein- und mittelblasige Rasselgeräusche. Daneben reines Bronchialatmen. Herz stark nach rechts verzogen. Töne am deutlichsten zwei Querfinger rechts vom Sternum. Im IV. und V. Intercostalraum keine Geräusche. Urin: Spuren von Eiweiß. Puls regelmäßig, 72 bis 76. Temperatur normal, Sputum 50 ccm. Gaffky II bis III. 4. VI. 1912. Operation. *Resectio costarum VI bis XI.* Es sind größtenteils nur noch Stümpfe der Rippen vorhanden. Diese werden von einem paravertebralen Schnitt aus reseziert. Pat. übersteht den Eingriff gut. Klagt nur über Schmerzen beim Husten. Am 14. VI. abends, nach heftigem Husten, platzt der untere Wundwinkel auf. Mäßige Blutung. Aseptischer Verband, Tamponade. Täglicher Verbandwechsel. Nur geringe Granulationsbildungen. Sputum 40 bis 60 ccm. Über dem rechten Unterlappen vorn, wie hinten noch vereinzelte Rasselgeräusche. Puls um 80. Temperatur bis 37,2. Pat. steht auf. Allgemeinbefinden zufriedenstellend. Im Sputum noch Tuberkelbacillen. Das Röntgenbild zeigt völlige Kompression des rechten Unterlappens, von der Kaverne im V. und VI. Intercostalraum nichts mehr zu sehen. Die kleinere Kaverne im 3. und 4. Intercostalraum unverändert. Am 8. VII. nach St. Blasien entlassen. Ende August Wiedereintritt in die Klinik. Sputum wie früher.

Seit der letzten Operation Gewichtszunahme von 2 kg. Starke rechtskonvexe Skoliose. Thorax rechts vorn oben und in der Seite sehr stark eingesunken. Umfang in der Axillarhöhle rechts 37,3 cm, links 45,5 cm. Umfang am untern Sternalrand rechts gleichfalls 37,3 cm, links 44,4 cm. Die rechte Schulter steht ca. 5 cm tiefer als die linke. Im Röntgenbild ist die oben beschriebene Kaverne noch in Clavicularhöhe zu sehen. Die Untersuchung ergibt weiter, daß der obere Teil der Scapula über den vertebralen Rippenstümpfen nach oben abgewichen und deshalb nicht thorakalwärts eingesunken ist. Die Lunge erfährt infolgedessen keine Kompression. — Um dieses Ziel dennoch zu erreichen, entschließt man sich noch einmal zur Operation. Es sollen die vertebralen Stümpfe abgetragen und die Scapula versenkt werden. Außerdem erhofft man auch von einer stumpfen Auslösung der Lunge eine bessere Retraction. 7. IX. 1912. Operation. *Resectio costarum I bis V*. Lokalanästhesie. Paravertebraler Hautschnitt, der auch die Scapularmuskulatur durchtrennt. Die Rippen regeneriert, in Schwarten eingebettet. Es ist sehr schwer, die Rippen auszulösen. Sie werden mit der Luerschen Zange abgetragen in einer Ausdehnung von ca. 5 cm. Die Resektion wird möglichst unter der Scapula vorgenommen. Die Scapula wird dann in den entstandenen Defekt hineingepreßt und mit Catgutnähten in dieser Lage fixiert. Vorher aber wird die Lunge stumpf abgelöst und zurückgedrängt. Die Scapula komprimiert sie, und im unteren Teile der Wunde wird außerdem durch einen Tampon eine direkte Kompression der Lunge ausgeübt. Muskelfaszien und Hautnaht. Glatter Wundverlauf. Der Kranke ist nach 14 Tagen fieberfrei. Das Sputum schwankt zwischen 40 bis 70 ccm. Nach 4 Wochen geht der Kranke zur weiteren Erholung nach Montreux. **Erfolg:** Trotz mehrfacher Operationen der Erfolg nur gering. Wahrscheinlich infolge der Starrheit des Lungengewebes. Nach der letzten Operation ist von der Kompression der Lunge durch die Scapula noch Erfolg zu erwarten.

Nr. 13. Fräulein M., 33 Jahre alt. **Diagnose: Tuberculosis cavernosa praecip. lateris dextri.** Anamnese: Familienanamnese ohne Befund. Patientin war als Kind blutarm und nervös. Beginn der Erkrankung vor 9 Jahren mit Husten und Auswurf. Der Arzt diagnostizierte einen rechtsseitigen Lungenspitzenkatarrh. Pat. machte mehrere Kuren in Salzbrunn durch, nach denen sie sich stets wohl fühlte. Da jedoch der Auswurf reichlicher wurde, Pat. leicht fieberte und des Nachts transpirierte, ging sie 1906 nach Davos zu Dr. v. Muralt. Bei der Aufnahme ins Sanatorium wurde ein schon ziemlich ausgedehnter Prozeß der rechten Lunge, besonders in deren oberen Partien konstatiert. Die ganze rechte Seite war gedämpft, aber auch die linke Spitze etwas angegriffen. Hier fanden sich scharfes Atmen und einige Rasselgeräusche. Der Befund verschlechterte sich derart, daß im Sommer 1907 schon Kavernensymptome über der rechten Spitze auftraten. Zugleich bekam Pat. eine kleine Hämoptoe. Sie litt öfters an Magenstörungen, die Auswurfsmengen nahmen zu. Zeitweilig bestanden kleine Pleuritiden, rechts wie links. Im Herbst 1907 Pneumothoraxversuch, der wegen starker Verwachsungen mißlang. Aus diesem Grund entschließt man sich bei der vorwiegend einseitigen Lokalisation des Prozesses im Sommer 1911 zur Thorakoplastik. Status: Mittelgroße, gut genährte Frau. Trommelschlägerfinger. Temperatur meist normal. Puls um 90, Gewicht 59 kg, Herztöne laut und rein. Lungenbefund: Rechts Dämpfung über der ganzen Lunge, besonders stark vorne. Atmung vorn oben bronchial, unten und in den seitlichen Regionen stark geschwächt. Über den hinteren Lungenteilen überall Bronchialatmen. Grobes und mittleres klingendes und halb klingendes Rasseln über der ganzen Hinterseite und vorn bis zur III. Rippe. Die rechte Seite schleppt, sie ist vorn oben eingesunken. Links Schallverkürzung. Über den Seitenpartien und im Bereich der Scapula, sonst normaler Schall. Atmung vesiculär, in den seitlichen Partien etwas unrein, mit spärlichem feinen Rasseln. Leichte, links konvexe Skoliose. Auswurf 200 bis 250 ccm pro die. Sputum eitrig ballig, mit reichlichen Tuberkelbacillen und elastischen Fasern. Das Röntgenbild zeigt im rechten Oberlappen mehrere große Kavernen. 28. VIII. 1911. Operation *Resectio costarum III bis VIII* in Lokalanästhesie und leichter Chloroformnarkose vom Axillarschnitt aus. Im Anfang nach der Operation geringe Temperatursteigerung. Schon nach einer Woche geht das Sputum auf 100 ccm zurück. Am 9. X. Entlassung nach Davos. Bericht vom 3. XII. 1911: Die rechte Schulter steht tiefer

als die linke. Skoliose der Wirbelsäule. Der Operationsdefekt ist als große seitliche
Delle sichtbar. Paradoxe Atmung. Patient fühlt sich die ganze Zeit hindurch ziemlich gut, hat keine Temperaturen, keine Nachtschweiße. Die Trachea ist über dem
Jugulum nicht ganz fingerbreit nach rechts verzogen. Die seitliche Brustwandpartie
rechts ist in Ausdehnung der Operationsnarbe stark abgeflacht. Im Bereich der
früher resezierten Rippen regenerative Bildung von Rippenspangen. Jedoch ist die
rechte Brustwand noch ziemlich nachgiebig. Die rechte Lunge atmet ziemlich er-
giebig mit. Herztöne dumpf, rein. Spitzenstoß im 5. Intercostalraum. Lungenbefund: Die Dämpfung über der rechten Lunge ist noch intensiver als vor der Operation, besonders in den seitlichen Partien. Vorn unten und über der Seite keine
Rasselgeräusche mehr zu hören. Atmung hinten unten stärker abgeschwächt als
vor der ersten Operation. Noch deutliche Kavernensymptome der Spitze. Linke
Lunge zeigt gleichen Befund wie bei der Aufnahme. Im Röntgenbild sind Kavernen
noch zu sehen. Sputum ca. 100 ccm. 13. XII. 1911: Operation Resectio costarum
I bis IX. Lokalanästhesie, Pantopon. Operationsschnitt von I. bis IX. Rippe paravertebral. Muskulatur zart. Es werden entfernt die Rippen IX, VIII, VII, VI, V, IV
und III auf eine Länge von 4 bis 5 cm, Rippe II und I sind nur sehr schwer mit der
Rippenschere bzw. mit dem Luerschen Instrument abzutragen. Unter der I. und
II. Rippe fühlt man die dünne Kavernenwand. Sie sinkt ein in dem Augenblick,
wo Rippe I und II weggenommen werden. Starker Kollaps der Lunge. Drainage,
Muskelnaht, Hautnaht, Zugverband. Heilungsverlauf ohne Besonderheiten. 22. I.
1912: Entlassung nach Davos. Befund: Die Scapula liegt jetzt tief eingesunken.
Armbewegungen sind nur bis zur Horizontalen möglich, aber nach hinten frei. Der
Zustand in Davos ist bis April etwas unbefriedigend, da Pat. im Februar eine
Bronchitis durchmacht. Sie erholt sich jedoch sehr gut und im Mai sieht sie entschieden besser aus, wie vor der Operation und fühlt sich wohl. Die Sputummenge ist
auf 50 bis 60 ccm gesunken, Tuberkelbacillen werden in spärlicher Anzahl gefunden.
Die Störungen in der Bewegung des rechten Armes sind verschwunden. Ende Juni
vermehren sich die Rasselgeräusche wieder, das Atemgeräusch wird vorn und in den
seitlichen Partien wieder deutlicher hörbar. Über der linken hinteren Seite hört
man spärliche, feine, trockene Rasselgeräusche sowie einzelne klingende Ronchi,
wahrscheinlich fortgeleitet. Die rechte Schulter steht jetzt gut 5 cm tiefer, als die
linke. Große Eindellung der rechten Thoraxpartie. Die Scapula ist tief in den Thorax
eingesunken, mäßig rechts konvexe Skoliose. Das zuletzt angefertigte Röntgenbild
zeigt im rechten Oberlappen die Kaverne abgeplattet, lang und schmal. Das Sputum
nimmt langsam ab. Erfolg: Deutliche Besserung, namentlich durch Abnahme des
Sputums.

Nr. 14. Frau Dr. C., 34 Jahre, Heimat Dresden. Diagnose: Tuberculosis
cavern. pulm. dextr. Anamnese: Familie mütterlicherseits mit Tuberkulose belastet. Pat. war immer gesund. 1909 erkrankte sie an einer atypischen In-
fluenzapneumonie, die etwa 7 Wochen unter mäßigem Fieber dauerte. Damals
wurden schon Tuberkelbacillen nachgewiesen. Seit Herbst 1909 verschiedene Sanatorienkuren. Auswurfsmenge gering, aber dickballig, schleimig-eitrig. Rechte Lunge
zeigt einen ziemlich schweren Prozeß im Oberlappen (Kaverne). Linke Lunge frei.
Seit Mitte Januar 1910 bestehen Temperatursteigerungen bis 38°, Gewicht ist in
4 Monaten um 6 kg heruntergegangen. Im Februar eine mäßige Blutung mit Fieber
bis 39,6°. Pat. ist äußerst angegriffen. Gelatine-Injektionen. Bettruhe bis
Mai 1910. Pat. wird nach Marburg zu Prof. Brauer gebracht behufs Anlegung eines künstlichen Pneumothorax. Befund: Aktiver, sehr dichter Prozeß der
ganzen rechten Seite, große Kaverne im rechten Oberlappen; geringfügige disse-
minierte, zum Teil noch frische Herde im linken Oberlappen. Pat. ist sehr
elend und matt, kann kaum stehen. Im Juni Anlegung des Pneumothorax. Allmählich Sinken der Temperatur bis zur Norm. Sputummengen nehmen langsam ab.
Anfang Juli Pleuraexsudat. Im Oktober geringfügige Hämoptoe; nachher etwas
Steigen des Sputums und der Temperatur. Linke Seite gegen früher nicht verschlechtert. Ende 1910 geht Pat. nach Davos (Dr. L. Spengler). Pneumothorax-
nachfüllungen werden fortgesetzt. Im Januar 1911 reicht das Exsudat bis Angulus
scapulae. Es sinkt wieder allmählich, aber die Sputummenge steigt jetzt bis zu

80 ccm (wechselt 30 bis 80 ccm). Am 27. II. Exsudat abpunktiert. Injektionen von Elektralgol 1 g. Temperaturen variieren, sind aber immer gesteigert, abends bis 37,9°, im Mai sogar bis 38,8°. Exsudat jetzt 3 bis 4 Finger unterhalb des Angulus. Am 6. IV. 350 ccm Eiter abpunktiert. Nachfüllung mit 400 ccm Stickstoff. Das Gewicht sinkt im Laufe des Sommers von 56 kg auf 53$^1/_2$ kg. Lungenbefund wie früher. Letzte Nachfüllung am 20. IX. Da der Pneumothorax aber nicht groß genug wird und nur auf den Unterlappen wirkt, entschließt man sich zur Thorakoplastik. Status: Pat. mager, mittelgroß, muskelschwach. Haut und Schleimhäute blaß, Lippen cyanotisch. Rechte Lunge: Unten bis zur VI. Rippe eine große Pneumothoraxblase. Etwas Exsudat vorhanden. Über Spitze feuchtes Rasseln. In Infraclaviculargrube und in Axilla großblasiges, klingendes Rasseln. Bronchiales Atmen mit amphorischem Beiklang. Linke Lunge: Vorn oben Atemgeräusch scharf und rauh; Exspiration verlängert, keine R. Vorn unten vesiculäres Atmen. Hinten oben und unten wie vorn. Rechte Schulter steht bedeutend tiefer als linke; Intercostalräume ganz schmal. Rechte Seite bedeutend schmäler als linke. Herz etwas nach rechts hinübergezogen. Auswurf 50 bis 80 ccm. Temperatur steigt bis 37,6°. Gewicht 54 kg. Röntgenbild zeigt starke Verziehung von Trachea und Mediastinum nach rechts, starke Pleuraschwarten. Große Kaverne im rechten Oberlappen. Unten Pneumothoraxblase. Wirbelsäule gerade. 14. X. 1911: Operation. Resect. cost. II bis VII dextr. in Lokalanästhesie vom Axillarschnitt aus. Wundverlauf glatt. Die Temperatur bleibt jetzt immer unter 37°. Auffallend ist die starke Regeneration der Rippen. Pat. wird am 16. XI. nach Davos entlassen. Nur die Eindellung der unteren Partien ist befriedigend. Befund in Davos 25. XI. 1911: Auf dem Röntgenbild ist die Kaverne im Oberlappen noch zu sehen. Exsudat noch bis 2 Querfingerbreit unterhalb Angulus. Über dem Exsudat besteht eine helle Zone, die wahrscheinlich Pneumothoraxluft darstellt. Vorne Exsudat nicht sicher nachweisbar. Die rechte Lunge liegt in ihren unteren Partien der Wirbelsäule an und zieht sich etwas oberhalb Angulus scap. nach außen zur Brustseitenwand hin. Linke Lunge normal. Allgemeinbefinden ziemlich gut. Puls 80 bis 88. Temperatur nachmittags bis 37,3 bis 37,7°. Sputummenge 50 bis 80 ccm. Am 11. XII. wird Patientin behufs zweiter Operation wieder aufgenommen. 12. XII. 1911: Operation. Resect. cost. I bis IX dextr. nach Wilms. Ante op. Pantopon 0,015. Abgesehen von mehrfach auftretender Herzschwäche ist der Verlauf glatt. Sehr starke Eindellung (vide Röntgenbild).

Am 28. XII. Linke Lunge: lauter Lungenschall. Rechte Lunge: von oben bis zum V. Proc. spin. leicht gedämpfter Lungenschall; von V. Proc. spin. abwärts rasch zunehmende absolute Dämpfung. Über der gedämpften Partie hinten bronchiales In- und Exspirium mit amphorischem Beiklang. Am 22. I. 1912 Entlassung nach Davos. Patientin kann ihren Arm gut gebrauchen. Rechte Seite ist im Febr. um die Hälfte schmäler als die gesunde, besonders ist die vordere obere Brusthälfte eingesunken. Eine sehr starke Regeneration der resezierten Rippen ist eingetreten. Befund am 28. III.: Gewicht 52 kg. Puls 90 bis 100. Temperatur 37,3° bis 37,4°. Auswurf 40 bis 55 ccm. Tuberkelbacillen Gaffky III. — In Davos nimmt das Körpergewicht etwas zu. Befinden sonst gleich. Seit Ende März bestehen häufig Durchfälle. Appetit mäßig. Schlaf immer ziemlich schlecht. Am 8. IV. Wiederaufnahme in die Klinik. Status: Auffallend starke Verschmälerung der rechten Thoraxseite, die sich an der Atmung kaum beteiligt. Perkussion: Rechte Seite bis III. Rippe absolut gedämpft. Herz etwas nach rechts verlagert. Hinten überall etwas gedämpft, nirgends absolut. Wegen der starken Verschmälerung lassen sich nur die paravertebralen Partien perkutieren. Links vorne und hinten normaler Schall. Untere Grenze gut verschieblich. Auscultation: Links überall vesiculäres Atmen, Exspiration nicht verschärft. Hinten oben (supraspinal) etwas saccadiert, mit vereinzeltem Giemen, kleine Ronchi. Sonst keine R. Rechts vorne bis III. Rippe bei forcierter Atmung ein ganz schwaches, fast amphorisches klingendes Bronchialatmen. Keine Ronchi. Weiter unten auch bei forcierter Atmung nichts zu hören. Hinten das gleiche Atmungsgeräusch, auch ohne R. bis untenhin. Herztöne rein, keine Geräusche. Regelmäßige, ruhige Aktion. Da nach der klinischen Untersuchung und dem Röntgenbild die Scapula durch die regenerierten Rippen abgedrängt wird, wird nochmalige Operation beschlossen. 23. IV. 1912: Operation. Resect. cost. IV bis VI dextr. Ante op. Pantopon 0,04. Hautschnitt medial vom alten paravertebralen Schnitt. Resektion der VI. Rippe auf ca. 7 cm Länge nach vorn. Resektion der Stümpfe V und IV, die nach hinten außen prominent die Scapula von der Thoraxwand abdrängen, auf ca. 3 bis 4 cm. Schon während der Operation sinkt die Brustwand gut ein, die Scapula legt sich flach an, wie in eine Delle. Am 1. V. Wunde verheilt. Bewegungen im Arm noch schmerzhaft, doch ist Abduktion und Heben des Armes in beschränktem Maße möglich. Die Scapula liegt in ganzer Ausdehnung der hinteren Brustwand an. Starke Eindellung der seitlichen Brustwand; paradoxe Atmung mit erheblicher Einziehung der seitlichen Thoraxwandabschnitte. Oben über der Spitze steht noch die Spange der Clavicula, die entfernt werden muß, um eine vollständige Kompression zu ermöglichen. Sputum in den letzten Tagen gelatinös-schleimig, morgens grobflockig und mit massiven Klumpen. Menge um 65 ccm. 4. V. 1912: Operation. Resect. claviculae dextr. Ante op. Pantopon. Lokalanästhesie. Hautschnitt über der rechten Clavicula. Abschieben des Periostes, Resektion eines ca. 2 cm langen Claviculastückes. Fixation der Claviculaenden durch starke Seidennaht. Hautnaht. Am 18. V. nach Sanatorium Wald, Dr. Staub, entlassen. Sputum 50 bis 70 ccm Gaffky II. Temperatur normal. Nach vorliegendem Bericht hat Pat. im August 3 kg zugenommen. Kavernensymptome im rechten Oberlappen noch vorhanden. Sputum 50 bis 60 ccm. Wenig Tuberkelbacillen. Keine Darmstörungen mehr. Temperatur andauernd normal mit Ausnahme eines vorübergehenden fieberhaften Katarrhs mit etwas vermehrtem Sputum. Etwas reichlicher Rasseln im Interscapularraum. Sonst gutes Befinden. Pat. hebt Arm gut. Lungenbefund: Rechts hinten überall absolute Dämpfung, tympanitisch. Vorne Atmen laut bronchial, amphorisch bis II. Rippe. Unten abgeschwächt bronchial, mäßig viele mittelblasige halbklingende R. Hinten bronchiales Atmen; von rechts oben bis Angulus mäßig viele mittelblasige halbklingende R. Links vorne oben aus der Tiefe mäßig mittelblasige tonlose R. bis II. Rippe. Hinten broncho-vesiculäres Atmen; oben mäßig viele mittelblasige halbklingende R. Unten aus der Tiefe mäßig viele mittelblasige tonlose R. Rechte Schulter steht 5 cm tiefer als linke. Unbedeutende rechtskonvexe Skoliose. Brustumfang in Axillarhöhe rechts 37,5 bis 38,5 cm, in Axillarhöhe links 40 bis 42 cm. **Erfolg:** Mäßige Besserung.,

Nr. 15. Fräulein Pf., 28 Jahre. **Diagnose:** Tuberculosis cav. pulm. praecip. lat. sin. Anamnese. Mutter der Pat. an Tuberc. pulm., Bruder an Darmtuberkulose gestorben. Pat. selbst hatte mit 18 Jahren Rippenfellentzündung links mit Exsudat. In dem folgenden Jahre subjekt. Befinden ziemlich gut, aber Katarrh mit wenig Auswurf. Tuberkelbacillen +. Vor 7 Jahren ging Pat. nach Davos. Damals linker Oberlappen stark erkrankt, rechte Spitze leicht. Kein Fieber. Zustand durch Tuberkulinbehandlung eher verschlechtert. Pat. blieb 2 Jahre in Davos. Danach ein paar Jahre Kur in verschiedenen Orten. Zeitweise gesteigerte Temperatur. Auswurf wechselnd. Tuberkelbacilllen (Gaffky IV bis VII). Dann und wann elastische Fasern im Auswurf. Gewicht immer ungef. 64 kg. Erneute Kur in Davos (Dr. van Voornveld). Sputummenge immer ungef. 60 bis 70 ccm. Im April 1911 Versuch zur Anlegung eines künstlichen Pneumothorax (nach Brauer). Wegen starker Verwachsungen nicht gelungen. Nur kleine Luftblase erreicht. Daher wird Pat. zur Thoraxpl. empfohlen. Status: Ziemlich große Patientin in gutem Ernährungszustand. Gesicht (namentlich Wangen und Lippen) ausgesprochen cyanotisch. Herz bedeutend nach links verschoben. Sputummenge 60 bis 70 ccm. Tuberkelbacillen (Gaffky VII). Elastische Fasern im Auswurf. Temperatur normal seit 14 Tagen. Lungenbefund: L. über der ganzen Seite Dämpfung, besonders über dem Oberlappen vorn. Grobe, klingende R. am zahlreichsten vorn in Fossa supra- et infraclavicularis. Atmung vorwiegend bronchial. Rechts über der Spitze bis zur II. Rippe vorn und bis zur Spina scapulae hinten Schallverkürzung. Daselbst zahlreiche feine, trockene R. Im Röntgenbild sieht man links eine kleine Pneumothoraxblase nebst Kavernen im linken Oberlappen. Die ganze linke Seite zeigt sonst einen dichten Schatten. Rechte Spitze leicht infiltriert. 24. X. 11. Operation. Resect. cost. II bis VIII sin. Lokalanästhesie Axillarschnitt. Pat. übersteht die Operation gut. Hat keine besondere Dyspnoe nach derselben. Puls hält sich gut. Die ersten Tage sehr wenig Auswurf wegen starker Schmerzen beim Aushusten. Wundheilung glatt. In der zweiten Woche nach der Operation Pneumonie im rechten Unterlappen mit Temperatur bis 39°, die jedoch wieder gut ausheilt. Sputummenge im Spital nicht vermindert, eher etwas gestiegen. Seit der Operation haben die R. in der rechten Spitze deutlich zugenommen, auch jetzt sind einige grobblasige dort zu hören. Eine Röntgenaufnahme einige Wochen nach der Operation zeigt links etwa die gleichen Verhältnisse wie vor der Operation. Nur ist eine wenn auch nicht sehr starke Eindellung in den Seitenpartien vorhanden. Spitzenbefund rechts verschlechtert, Kaverne(?). Nach der Entlassung geht Pat. nach Davos zurück. Der Zustand bessert sich lange Zeit nicht. Sputummenge um 50 ccm. Wiederholte Temperatursteigerungen bis 38°. Appetit ziemlich gut; Gewicht zeigt Tendenz zum Steigen. Nach Bericht des behandelnden Arztes hat sich der Lungenbefund im Frühjahr 1912 entschieden gebessert, speziell im linken Unterlappen. Es besteht eine starke Eindellung der linken Seite. Die resezierten Rippen waren schon im März laut Bericht vollständig regeneriert. Keine Skoliose. Pat. ist seit Anfang Juni meistens fieberfrei. Nach letztem Bericht (Ende Aug. 1912) hält sich der Zustand etwa gleich. Einzelne Fieberattacken kommen dann und wann vor wie vor der Operation. Der Lungenbefund ist laut ärztlichem Bericht folgender: links überall starke Dämpfung. Im Oberlappen mäßig viel kleinblasige und halbklingende R. Über Unterlappen wenig halbklingende R. (weniger als vor Operation). Rechts über Oberlappen leichte Dämpfung mit wenig kleinblasigen und halbklingenden Ronchi. Da durch die erste Operation nicht der erwünschte Kollaps der Lunge zustande kam, war ein zweiter Eingriff, besonders über den oberen Partien, geplant. Die Pat. ist aber bis jetzt damit noch nicht einverstanden. **Erfolg:** Nur mäßige Besserung.

Nr. 16. Frl. L., 30 Jahre, Heimat Zürich. **Diagnose: Tuberculosis cav. pulm. sin.** Anamnese: Vater der Pat. an Lungentuberkulose gestorben. Beginn des jetzigen Leidens vor 7 Jahren mit Müdigkeit, Husten und Auswurf. Trotzdem hat Pat. weitergearbeitet. Ihr Zustand verschlechterte sich allmählich. Seit 4 Jahren in Sanatorien in Davos und Arosa. Der Zutsand wird jedoch immer schlechter. Gewichtsabnahme im ganzen 7 kg. Im Herbst 1911 trockene Brustfellentzündung links mit hohen Temperaturen (40°). Da ein Bestehen starker Verwachsungen mit Sicherheit angenommen, wurde kein Versuch zur Anlegung eines künstlichen Pneumothorax vorgenommen. Der behandelnde Arzt (Dr. Naef) hat zur Thorakoplastik geraten. Status: Kräftig gebaute, aber stark abgemagerte Pat. Cyanose. Sehr viel Husten und Auswurf (70 bis 90 ccm). Sputum eitrig, geballt. Temperaturen hoch, hektisch, schwanken zwischen 37,5 bis 39°. Tuberkelbacillen reichlich vorhanden. Pat. kraftlos. Rechte Lunge ziemlich intakt. Nur hinten oben ist das Atmungsgeräusch unrein und hier und da mit einigen trockenen R. vermischt. Linke Lunge zeigt von oben bis unten schwere Veränderungen. Im Oberlappen Kaverne. Atmungsgeräusch bronchial, unter der Clavicula deutlich amphorisch. Es sind reichlich klingende Ronchi zu hören. Sowohl vorn als hinten ist der Perk.-Schall gedämpft-tympanitisch. Hinten unten Dämpfung und Bronchialatmen mit Rasseln, vorne ist die Dämpfung weniger ausgeprägt. Im Röntgenbild ist die ganze linke Seite verdunkelt, in Claviculahöhe eine fast eigroße Kaverne. Die Rippen liegen sehr eng, besonders über dem Unterlappen. Die linke Lunge ziemlich frei. Wirbelsäule gerade. 24. XI. 11 Operation. Resect. cost. II bis IX. sin. Lokalanästhesie. Hakenschnitt. Wundverlauf glatt. Pat. fühlt sich die ganze Zeit wohl. Temperatur ist vom Operationstag an normal. Sputum noch ca. 3 Wochen unvermindert, dann allmählich Rückgang. Bei der Entlassung keine Tuberkelbacillen mehr. Sputum 25 bis 30 ccm. 16. II. 12. Nach Sanat. Wald (Dr. Staub) entlassen. Dortiger Status: Linke Seite stark eingesunken, namentlich in den oberen Partien. Links vorne oben Dämpfung mit Tympanie bis III. Rippe, nach unten zu rasch zunehmend, unten absolut. Atemgeräusch bis Clavicula deutlich amphorisch. Hinten überall starke Dämpfung, von Angulus abwärts mit Tympanie. Atemgeräusch laut bronchial. Über der ganzen hinteren Seite mittelblasige halbklingende Rasselgeräusche. Über der Scapula großblasiges Rasseln. Rechts vorne oben. leichte Dämpfung bis II. Rippe, Atemgeräusch vesicobronchial; kleine bis mittlere Ronchi in geringer Zahl. Sonst überall hinten und vorn Atemgeräusch laut, scharf hauchend. Der Verlauf ist seitdem recht günstig. Temperatur dauernd normal. Sputum nimmt immer ab und ist schon im April völlig verschwunden. Körpergewicht steigt. Die Funktion des linken Armes ganz intakt. Pat. wird am 14. Juli 1912 aus Sanatorium Wald als praktisch geheilt entlassen. Sie hat seit der Operation 7 kg an Gewicht zugenommen, sieht sehr gut aus und fühlt sich arbeitsfähig. Wirbelsäule leicht links konvex verbogen. Thoraxumfang in Axillarhöhe, links 39 zu 39 ccm. Rechts 44 zu 46 ccm. Unterhalb der Mamilla links 38,5 zu 38,5 cm rechts 45 zu 47,5 cm. Die linke Seite beteiligt sich nur ganz wenig an der Atmung, die linke Schulter steht 2 cm. tiefer, als die rechte. Pat. hat keinen Husten mehr, keinen Auswurf. Entlassungsstatus: Rechte Lunge, wie bei der Aufnahme. Links über der vordern Seite starke Dämpfung mit Tympanie bis zur II. Rippe. Leichte Dämpfung bis zur IV. Rippe. Diese geht nach untenhin in eine absolute Dämpfung über. Links hinten überall starke Dämpfung. Die Auscultation ergibt links vorne überall mäßig viele, kleine bis mittelblasige Rasselgeräusche, bei abgeschwächtem Bronchialatmen. Hinten Bronchialatmen. Über dem Hilus reichlich halbklingende Ronchi. Spirometerversuch: 2100 bis 2200 ccm. Lungengrenzen rechts hinten: Unterrand der XII. Rippe bei Inspiration, an X. Rippe bei Exspiration. Rechts vorne VII. Rippe in Mamillar-, X. Rippe in Axillarlinie. Rechts vorne einen Querfinger nach links vom Sternum. Links hinten bis IX. Rippe kaum verschieblich. Herztöne rein, Puls 100. Die rechte Lunge zeigt über der Spitze leichte Dämpfung, kein Rasseln. Das Atemgeräusch etwas scharf und rauh. Die linke Lunge über allen Partien gedämpft mit tympanitischem Beiklang über der Spitze. Atemgeräusch bronchial über ihm. Unterlappen jedoch sehr schwach, fast aufgehoben. Vorn und hinten oben sehr spärliche tonlose Ronchie. Hinten unten kein Rasseln mehr. Die linke Seite steht bei der Atmung fast still. Pat. hat ihren Dienst wieder aufgenommen, sie fühlt sich dabei, laut eignem Bericht dauernd wohl. Erfolg: geheilt.

Nr. 17. Herr N., 25 Jahre, Commis, Heimat Wädenswil. Diagnose: Tuberculosis cav. pulm. dextr. Anamnese: Hereditär nicht belastet. Pat. machte 1905 eine rechtsseitige Lungen-Brustfellentzündung mit Exsudat durch. Er lag 10 Wochen zu Bett, in der Rekonvaleszenz Liegekur in Weißenburg. Im März 1907 erkrankte er zum zweiten Male an Lungen- und Brustfellentzündung rechts ohne Exsudat. Hiernach 6 Monate, Juni bis November 1907 Kur in Arosa (Dr. Amrein). Es bestand Husten und Auswurf. Tuberkelbacillenbefund negativ. Im Juli 1909 trat Heiserkeit auf, mit vermehrtem Husten und Auswurf. Ende dieses Monats 2 Blutungen (ca. 100 ccm). 14 Wochen lang Behandlung im Krankenhaus Wädenswil. Im Herbst wieder eine Blutung (4 Mundvoll). Jetzt Aufenthalt im Braunwald-Sanatorium vom Nov. 1909 bis Juli 1910. Hier wurden im Auswurf Tuberkelbacillen gefunden. Bei seiner Entlassung weder Husten noch Auswurf. Dann war Pat. zu Hause bis Oktober 1910; in diesem Monat machte er wieder eine Lungen-Brustfellentzündung durch, auch diesmal auf der rechten Seite. Pat. lag 1 Monat zu Bett und blieb zu Hause bis März 1911. Es bestand viel Auswurf und Husten. Im März Übersiedlung nach Sanatorium Wald (Dr. Staub). Im April Versuch zur Anlegung eines künstlichen Pneumothorax, der wegen allzu starken Adhäsionen nicht gelingt. Am 17. X. 1911 wird er zur Thorakoplastik nach Zürich gesandt. Status: Pat. stark abgemagert. Kraftlos. Temperatur 38 bis 39 °. Puls 100. Sputummenge 200 bis 280 ccm, Sputummenge in letzter Zeit sogar bis 400 ccm. Tuberkelbacillen +, Gaffky IV. Elastische Fasern vorhanden. Gewicht 57,5 kg. Perkussion: Rechts vorne und hinten überall leicht gedämpft. Links vorn oben Schall gedämpft bis zur III. Rippe; hinten Schall überall etwas gedämpft. Auscultation. Links vorne reines Atmen. Hinten oben scharf vesiculäres Atmen ohne Ronchi bis gegen Angulus scapulae, abwärts leicht abgeschwächt, unrein. Besonders unten spärliches, tonloses mittelblasiges Rasseln. Rechts hinten überall, besonders in den unteren Partien, stark abgeschwächtes Atmen, oben bronchial, unten vesiculär. Oben zahlreiche mittelblasige, klingende Rasselgeräusche bis zur Mitte der Scapula, nach unten zu zahlreiche tonlose, halbklingende, mittel- bis großblasige Rasselgeräusche Vorn oben abgeschwächtes broncho-vesiculäres Atmen, am stärksten zu hören im III. Intercostalraum. Nach unten zu mehr abgeschwächtes Vesiculäratmen; überall zahlreiche mittel- bis großblasige tonlose und halbklingende Rasselgeräusche. Im Röntgenbild sieht man einen starken Schatten mit 3 deutlichen Kavernen rechts oben. Rechter

Unterlappen enthält einzelne Schatten. Linke Spitze etwas schattig, sonst links. Operationsplan: zweiseitige Plastik. 9. XI. II. I. Operation. Resect. cost. IV. bis X. dextr. in Lokalanästhesie vom hinteren Bogenschnitt aus. Nach Durchtrennung der Muskulatur wird der Weichteillappen mit dem Schulterblatt nach vorn gezogen. Es folgt die Resektion der X. bis VII. Rippe in einer Ausdehnung von ca. 10 cm. Die Pleura ist zart, nur nach oben zu ist sie verdickt. Die Rippen VI, V und IV werden nur auf eine Ausdehnung von 5, 5 und 6 cm reseziert; und zwar zuerst die IV., dann die V. Rippe; man sieht wie die Lunge sich retrahiert. Muskel-Catgutnähte, dann Hautnaht und Heftpflasterzugverband. Operationsdauer 30 Minuten. Pat. erholt sich rasch von dieser Operation. Die Temperatur ist die zwei ersten Wochen gesteigert, um nachher ganz normal zu werden. Sputummenge nimmt langsam aber stetig ab; sie geht von 280 bis 400 bis auf 115 ccm zurück. Das Röntgenbild zeigt noch die 3 Kavernen, jedoch im ganzen verkleinert. Wirbelsäule gerade. Die oberen Rippen steil nach abwärts gestellt. Recht gute Eindellung über Mittel- und Unterlappen. Um auch über dem Oberlappen die genügende Eindellung hervorzurufen, entschließt man sich zu dem zweiten Eingriff. 14. XII. 11. Operation. Resect. cost. I. bis VII dextr. in Lokalanästhesie vom Paravertebralschnitt aus. Reseziert werden die Rippen IV. bis I. Außerdem werden die vertebralen Stümpfe von V und VII gekürzt. Pat. erholt sich gut nach der Operation. Eine Woche steigt die Temperatur und wird dann normal. Sputum die ersten Tage nach der Operation sehr vermehrt (bis um 300 ccm). Dann langsame Abnahme. Das Röntgenbild läßt die Kavernen 3 Wochen später nicht mehr erkennen. Gute Retraction der ganzen Lunge. Am 26. I. 12 wird Pat. nach dem Sanatorium Wald entlassen. Funktion des rechten Armes ganz ungestört. Das Sputum beträgt nur noch 60 bis 70 ccm. Im Wald macht die Heilung des Prozesses stetige Fortschritte. Im Anfang findet man im Sputum noch vereinzelte Tuberkelbacillen. Diese sind aber schon im März ganz verschwunden. Die Sputummenge nimmt stetig ab. Das Körpergewicht steigt. Im Juli 1912 Lungenbefund (Dr. Staub): Links: Perk.-Schall laut. Rechts vorne überall mäßige Dämpfung, hinten überall starke Dämpfung, besonders stark über Spina scap. Auscultation: Rechts Atmung vorne oben bronchial bis zur II. Rippe, leise bronchovesic. bis zur IV. Rippe. Reichlich mittelblasiges halbklingendes Rasseln über der ganzen vorderen Seite. Hinten; oben Atmung bronchial bis zum Mittellappen, nach untenhin abgeschwächt broncho-vesic. Atmen. Links vorne keine Ronchi, hinten Atmung gut, ziemlich viel mittelblasiges, nichtklingendes Rasseln. Allgemeinzustand Ende August sehr gut. Sputum jetzt nur 10 ccm. Keine Bacillen, auch bei Antiformin-Untersuchung nicht. Sputum schleimig, schaumig. Gewicht hat seit der Operation über 9 kg zugenommen. Pat. arbeitet 3 bis 4 Stunden täglich. Das Rasseln über der rechten Seite wird von Monat zu Monat immer spärlicher. Rechts oben abgeschwächtes bronchiales Atmen. Links noch etwas Rasseln. Rechte Schulter steht 2 cm tiefer als linke. Deformität jedoch sehr gering. Brustumfang in Mamillarhöhe rechts 41,5 bis 42,5 cm, links 47 bis 49 cm. Nach letzterem Bericht: gutes Allgemeinbefinden, kein Sputum, keine Tuberkelbacillen. **Erfolg:** Heilung.

Nr. 18. Frau Pfarrer S., 30 Jahre, Heimat Tutlingen. **Diagnose:** Tuberculosis cav. pulm. dextr. Anamnese: Vater und Bruder der Mutter sind an Tuberculosis pulm. gestorben. Der Mann der Pat. starb an Nierentuberkulose. Pat. erkrankte 1910 ziemlich akut an einer fieberhaften Bronchitis; es wurde schon damals ein tuberkulöser Prozeß im rechten Oberlappen konstatiert. Damals Dämpfung der rechten Spitze bis zur III. Rippe hinab, hinten bis Spina scapulae. Das Fieber ging allmählich zurück. Im Januar 1911 war Pat. fieberfrei, die katarrhalischen Erscheinungen verschwanden. Bei der Röntgenaufnahme konnte jedoch eine Kaverne in der rechten Spitze nachgewiesen werden. Von Februar bis Mai macht Pat. eine Kur in Arosa (Dr. Römig), durch die keine Besserung erfolgte. Pat. begibt sich wieder nach Hause, hier geht es ihr allmählich wieder besser, die Temperaturen verschwinden und das Körpergewicht steigt bis 66 kg (wie vor Beginn der Krankheit). Im Sommer wieder einige Fieberanfälle (bis 38°). Im August 1911 bekam Pat. plötzlich eine schwere Hämoptoe (350 ccm). Sie erholte sich jedoch nachher sehr schnell und wurde bald wieder fieberfrei. Keine Nachtschweiße, dagegen Husten und Auswurf. Am 22. September wird Pat. von Dr. Klaus untersucht. Er findet die rechte Seite wie früher, die linke gesund.

Sputum 20 bis 30 ccm. Da der Pat. die Anlegung eines Pneumothorax vorgeschlagen wird, begibt sie sich nach Davos (Dr. L. Spengler). Status: Gewicht 66 kg, Temperatur normal, nie über 37,6. Puls 96. Sputum eitrig. Tagesmenge 25 bis 40 ccm. Tuberkelbacillen vorhanden (Gaffky V) ebenso elastische Fasern. Lungenbefund: Rechts intensive Dämpfung bei der Perkussion über dem ganzen oberen Teil der Lunge. In der Spitze broncho-amphorisches Atmen, daneben kleinblasige Ronchi. Im II. Intercostalraum vorn bronchovesiculäres Atmen mit mittleren halbklingenden Ronchi. Vorn unten ist die Atmung leise, rauh, es sind feine Ronchi zu hören. Exspiration verlängert. Hinten oben bronchoamphorisches Atmen mit lautem, klingendem Rasseln bis Mitte Scapulae. In den mittleren Partien ist die Atmung leise, Inspiration rauh, Exspiration verlängert. Feine und mittlere Ronchi. Die untersten Partien der Lunge zeigen den gleichen Befund mit nur wenigen trockenen feinen Ronchi. Untere Grenze verschieblich. Am 2. Oktober wird ein Pneumothoraxversuch gemacht, der aber wegen Verwachsungen nicht gelingt. Sputum hält sich gleichmäßig auf 25 bis 40 ccm. Der Allgemeinzustand ist leidlich, ab und zu kleine Temperatursteigerungen. Da der Pneumothorax nicht gelang und die linke Seite im Röntgenbild völlig normal erscheint, entschließt man sich bei der Lokalisation des allerdings schweren Prozesses auf die eine Lunge zu einer Thorakoplastik. Aufnahme in die Züricher Klinik. Status: Ziemlich guter Ernährungszustand. Lungenbefund: Große Kaverne im rechten Oberlappen. Über dem ganzen Oberlappen hört man hinten und vorn lautes amphorisches, im II. Intercostalraum broncho-amphorisches Atmen und sehr viel kleinblasiges Rasseln. Der Mittel- und Unterlappen ist gleichfalls schwer erkrankt, besonders der Mittellappen, über dem feines trockenes Rasseln zu hören ist. Über dem Unterlappen ist das Atemgeräusch leise, das Inspirium ist rauh, das Exspirium verlängert. Mäßig viele feine und mittlere Ronchi dort zu hören. Gewicht 66 kg. Puls 84 bis 96. Sputum 30 bis 50 ccm. Tuberkelbacillen und elastische Fasern reichlich vorhanden. 11. XII. 11. Operation. Resectio cost. I bis IX dextr. nach Wilms, in Lokalanästhesie. Pat. übersteht die Operation gut. Glatter Wundverlauf. Die ersten Tage geringe Temperatursteigerungen bis 37,8, danach Temperatur andauernd normal. Sputummenge erst etwas vermehrt, sinkt dann konstant. Sie beträgt bei der Entlassung 20 bis 25 ccm. Im Röntgenbild ist die Kaverne noch zu sehen, sie erscheint aber abgeplattet. Am 15. I. 12. Entlassung nach Davos. Hier hält sich der Zustand etwa gleich. Die Temperaturen sind immer normal. Schlaf und Appetit gut. Husten gering. Sputummenge 20 bis 25 ccm. Auswurf enthält Tuberkelbacillen (Gaffky IV) sowie spärliche elastische Fasern. Um den Oberlappen noch besser einzuengen, wird eine nochmalige Operation vorgeschlagen. Wiederaufnahme in der Klinik 2. IV. 12 zur zweiten Operation. Thorax: Zeigt bei der Betrachtung von vorne eine starke Eindellung der rechten Infraclaviculargrube. Die seitlichen Partien des Thorax fallen rechts ziemlich steil ab. Auch das Sternum liegt bereits etwas schräg, so daß es leicht nach rechts geneigt ist. Bei der Betrachtung von hinten fällt sofort auf, wie stark bereits die Partien oben und außen von der Operationsnarbe eingesunken sind. Die hinteren Rippenstümpfe reichen noch bis zur Narbe und ragen etwas vor. Bei der Perkussion findet man rechts vorne eine leichte Dämpfung bis zur II. Rippe; rechts hinten bis etwa zum Scapulawinkel die gleiche Dämpfung. In den unteren Partien keine Dämpfung. Über der linken Lunge überall vesiculäres Atmen, in der Spitze hört man ab und zu einige fortgeleitete Ronchi. Rechts oben über dem ganzen Oberlappen bronchoamphorisches Atmen mit klingenden Ronchi. Über dem Mittellappen ist das Atmen leise, das Inspirium rauh, das Exspirium verlängert. Keine Ronchi. Hinten über dem rechten Oberlappen Atmen vesicobronchial, nur in der äußersten Spitze bronchoamphorisch. In der Gegend der großen Bronchien bronchial; ziemlich viel Knarren und Knacken. Über der oberen Hälfte des rechten Unterlappens bronchovesiculär, hier Knarren und Knacken. Über der unteren Hälfte des rechten Unterlappens Atemgeräusch vesiculär, aber leise und rauh, keine Ronchi. Das Herz ist perkutorisch deutlich nach rechts verschoben. Spitzenstoß nicht zu fühlen. Herztöne rein, keine Geräusche. Regelmäßige ruhige Aktion. Puls 80 bis 90 weich, klein, regelmäßig. Sputum beträgt 25 ccm pro Tag; enthält keine Tuberkelbacillen mehr. 6. VI. 12. Operation. Resectio cost. I et II et Claviculae dextr. Lokalanästhesie. Geringe Menge Chloroform. Hautschnitt beginnt auf dem äußeren Drittel der rechten Clavicula, verläuft medianwärts, biegt dann parasternal senkrecht nach unten und wendet sich in der Gegend der III. Rippe leicht nach außen. Man legt sofort die rechte Clavicula frei und schiebt das Periost ab. Dann wird der M. pectoral. maior unter der Mitte der Clavicula etwa 5 cm nach unten senkrecht durchtrennt und so die I. und II. Rippe freigelegt. Man durchbohrt nun mit dem Drillbohrer die Clavicula und reseziert dann zwischen den beiden Bohrlöchern etwa $1^1/_2$ bis 2 cm von der Clavicula mittels der Giglisäge. Die beiden Stümpfe werden auseinandergezogen und nun wird die I. Rippe in ihrem knöchernen Teil reseziert. Es folgt die Resektion der II. und III. Rippe um 3 bis 4 cm. Naht der Clavicula. Muskelnähte des M. pectoral. maior. Hautnaht. Verband. Fixation des rechten Armes in Mitella. 12. VI. 12. Wunde usw. geheilt. Pat. hat die Operation sehr gut überstanden. Sie hustete schon am zweiten Tage fast ohne Schmerzen. Seit der Operation Sputum stark vermehrt. Bacillen und elastische Fasern vorhanden. Die beiden Clavicularfagmente haben sich etwas gegeneinander verschoben. Röntgenbild zeigt deutlich eine Einengung der linken Seite. Die Kaverne nicht mehr zu sehen. 15. VI. 12. Das Aufstehen wird dauernd gut vertragen. Dauerndes Wohlbefinden. Der Arm wird noch in Mitella getragen. Über der linken Lunge überall weiches vesiculäres Atmen; einige klingende Rasselgeräusche über der Trachea verschwinden auf Husten. Über dem rechten Oberlappen hinten wie vorn bronchiales Atmen. Keine Ronchi. Über dem rechten Unterlappen noch vereinzelte Ronchi. Exspirium verlängert, rauher als das Inspirium. Zuweilen bei tiefen Atemexkursionen leises Knarren. Sputummenge hat abgenommen. Am 21. IV. wird Pat. nach Hause entlassen. Nach vorliegendem Bericht von Dr. Klaus ging es zu Hause der Pat. gut. Temperatur normal. Sie hat Spaziergänge gemacht. Auswurf 40 bis 50 ccm. Zeitweise waren über der alten Kavernenstelle keine Geräusche zu hören. Nach 4 Wochen etwas Störungen der Herztätigkeit, die unter Digitalis zurückgingen. Am 17. VI. Hämoptoe mit darauf folgender Temperatursteigerung. Der Arzt konstatierte im linken Unterlappen eine pneumonische Infiltration, wahrscheinlich durch Aspiration entstanden. Allmähliches Verschwinden des Fiebers und der Infiltration. Jetzt geht es der Pat. wieder gut. Sputummenge in der letzten Zeit bedeutend zurückgegangen, noch nur unbedeutende Mengen. Die Wirbelsäule mäßig nach links konvex gekrümmt. Der rechte Arm funktioniert völlig normal. Die Einsenkung der rechten Thoraxhälfte sehr stark und immer im Fortschreiten begriffen. Körpergewicht 63 kg. **Erfolg:** gebessert.

Nr. 19. Herr H., Sattler, 25 Jahre, Heimat Zürich. **Diagnose:** Tuberculosis pulmon. sin. Anamnese: Seit seinem 12. Altersjahre ist Pat. schwerhörig. Vor 6 Jahren Blinddarmentzündung, im folgenden Jahre Operation in einem zweiten Anfall. Vor 2 Jahren erkrankte er mit starken Rückenschmerzen, verbunden mit Husten und Schwindelanfällen. Er ging im Frühjahr 1911 in das Sanatorium Wald (Dr. Staub). Seit Mitte November 1911 Stechen in der linken Brustseite, viel Husten und Auswurf. Nachtschweiße. Fieber 38^0. Ein konsultierter Arzt überwies ihn der medizinischen Klinik. Status: Mittelgroßer Mann mit grazilem Knochenbau. Muskulatur und Fettpolster schwach entwickelt. Andeutung von Trommelschlägelfingern. Haut des Gesichts und Schleimhäute cyanotisch gefärbt. Thorax: flach, breit, leicht asymmetrisch; linke Seite retrahiert, geht bei der Atmung kaum mit. Konvexe Skoliose unten rechts. Linke Schulter steht etwas tiefer als die rechte. Lungengrenzen: Vorne oberer Rand der VI. Rippe, hinten beiderseits 11 Proz. spin. Respirationsverschieblichkeit hinten links bedeutend geringer als rechts. Perkussion: Vorne Schall über der rechten Spitze gedämpft, ebenso links bis II. Intercostalraum. Im übrigen überall sonorer Schall. Hinten: über der linken Spitze Schall kürzer als rechts. Fossae supraclav. beiderseits deutlich ausgeprägt, links tiefer als rechts. Auscultation: Vorne links in fossa supraclav. helles bronchiales Inspirium und rauhes bronchiales Exspirium. Im II. Intercostalraum weiches bronchiales Inspirium, rauheres bronchiales verlängertes Exspirium; im Inspirium wenig klingende Rasselgeräusche. In rechter fossa supraclav. rauhes vesiculäres Atmen. Im II. Intercostalraum vesiculäres Inspirium, unbestimmtes Exspirium. Keine Rasselgeräusche. Hinten links: In fossa supraspinata lautes, bronchiales Atmen, hie und da feuchte, klingende, mittelgroßblasige Rasselgeräusche. Massenhafte Ronchi. In linker fossa infraspinata: scharfes vesiculäres Inspirium, deutlich verlängertes Exspirium. Unterhalb Angulus scapula saccadiertes,

scharfes Inspirium, rauhes, verlängertes Exspirium. In rechter fossa supraspinata
bronchiales Inspirium und Exspirium, beim Husten etwas Pfeifen sonst überall etwas
rauhes vesiculäres Inspirium und verlängertes Exspirium. Herzdämpfung innerhalb
normaler Grenzen. Herztöne rein, laut. II. Pulmonalton laut und klappend. Urin
ohne Zucker und Eiweiß. Sputum, 25—40 ccm, enthielt spärliche Tuberkelbacillen.
Temperatur normal. Gewicht 59,5 kg. Im Röntgenbild sieht man im linken Oberlappen
deutlich eine kleine Kaverne. Schatten in der rechten Spitze. Nach Vorbereitung am
24. I. 12. Operation. Resectio cost. I bis X sin. in Lokalanästhesie vom hinteren Bogenschnitt aus. Nach der Resektion starke Eindellung der Brustwand. Muskelnaht — Hautnaht — komprimierender Heftpflasterzugverband. Nach der Operation
leichte Parese und Parästhesie des rechten Armes. Pat. übersteht die Operation sehr
gut. Hat nur ein paar Tage nachher etwas erhöhte Temperatur und Puls (37.8° resp.
100). Wundheilung glatt. Die Sputummenge nimmt ab. Nach einer Woche ist Pat.
schon außer Bett. Hat nur wenig Auswurf. Das Gewicht ist nach der Operation auf
56,5 kg heruntergegangen, steigt aber schnell, so daß es bei der Entlassung 58 kg beträgt.
Die Kaverne im Oberlappen ist im Röntgenbild kaum noch zu sehen. Am 16. II.
wird Pat. ins Sanatorium Wald (Dr. Staub) entlassen. Seit Eintritt im Sanatorium
keine Tuberkelbacillen mehr nachweisbar. Parese und Parästhesie im linken Arm
bereits nach einigen Wochen verschwunden. Im März ist Sputum völlig verschwunden.
Das Allgemeinbefinden hebt sich sehr rasch. Lungenbefund im Juli: Rechts
leichte Dämpfung bis II. Rippe. Keine Ronchi. Links vorne überall Dämpfung,
oben mit Tympanie; feine und mittelblasige, halbklingende Ronchi. Hinten oben
wie vorn, nach unten nimmt Rasseln ab. Im August hat das Rasseln links weiter
abgenommen. Es besteht ganz leichte linkskonvexe Skoliose. Linke Schulter 2 cm
tiefer als rechte. Brustumfang in Mamillarhöhe links 41 bis 42 cm, rechts 47 bis 49 cm.
Allgemeinbefinden ganz vorzüglich. Pat. arbeitet jetzt wie ein Gesunder 5 bis 6
Stunden täglich. Körpergewicht seit Operation 10 kg zugenommen. Jetzt 68 kg.
Wird als praktisch geheilt aus dem Sanatorium entlassen. Erfolg: Geheilt.

Nr. 20. Fräulein N., 28 Jahre, Heimat Steiermark. Diagnose: Tuberculosis
cav. pulm. praecip. lat. sin. Anamnese: Patientin mütterlicherseits tuberkulös
belastet. Als Kind gesund und kräftig. 1901 Beginn der Lungenerkrankung mit
Müdigkeit, Fieber und Husten. Eine linksseitige Tuberkulose wurde diagnostiziert.
Drei Winter hindurch Kuren im Süden, wobei Fieber und Auswurf bald verschwanden. 1903 Pleuritis (exsudativa?). Allmählich wieder Husten, Auswurf und erhöhte
Temperatur. Seit 1904 ist Patientin jeden Winter in Davos. Der Prozeß der linken
Lunge dehnt sich allmählich aus. Mehrmals leichte Hämoptysen. Die mitunter
bestehenden Temperaturen werden weder durch Bettruhe noch durch Tuberkulin
beeinflußt. Der Allgemeinzustand der Patientin hält sich gut. Ein Pneumothoraxversuch wird wegen bestehender Verwachsungen nicht gemacht. Das Sputum ist
immer reichlich. Da trotz der langen Erkrankung der Allgemeinzustand sich ziemlich gut gehalten hat und weil vorwiegend die linke Seite erkrankt ist, wird der Patientin dann die Thorakoplastik empfohlen. 5. II. 1912 Aufnahme in die Klinik.
Status: Mittelgroße Patientin im mittleren Ernährungszustande. Gesichtsfarbe
blaß. Leichte Cyanose der Lippen. Stimme klar, laut. Thorax gut gewölbt. Von
vorne keine stärkere Asymmetrie, auch kein Nachschleppen bei der Atmung. Leichte
Eindellung der linken Infraclaviculargrube. Temperatur bis 38°. Gewicht 65 kg.
Sputum geballt, 80 bis 100 ccm. Tuberkelbacillen + (Gaffky IV). El. Fasern +
Urin: Trübung, kein Eiweiß. Herz sehr stark nach links verschoben. 1 Mitralton
etwas unrein. Larynx ohne Befund. Lungenbefund: Rechts vorne oben gedämpft bis II. Rippe; dann heller Schall bis IV. Rippe, allmählich wieder gedämpfter,
namentlich neben dem Sternum. Rechts hinten oben gedämpft bis Mitte Scapulae.
Links vorn oben stark gedämpft mit Tympanie bis III. Rippe. Im I. Intercostalraum Andeutung von Schallwechsel. Links hinten oben durchweg stark gedämpft;
von Spina scap. bis Mitte Scap. Tympanie ohne deutlichen Schallwechsel. Rechts
vorne oben scharfes vesicobronchiales verlängertes Exspirium bis zur Clavicula,
dann verschärft hauchend bis zur IV. Rippe mit zum großen Teil wohl von links
herübergeleiteten mittleren Ronchien. Von IV. Rippe bis unten verschärftes hauchendes Inspirium, bronchovesic. Exspir. mit ziemlich reichlichen, mittleren R.

namentlich neben Sternum (fortgeleitet). Atemgeräusch rechts hinten oben bis Spina scapulae scharf vesicobronchial mit mittleren, zum großen Teil von links herübergeleiteten Geräuschen. Von da an abwärts bis fast unter den Scapulawinkel Bronchialatmen und Geräusche, gleichfalls von links fortgeleitet. Weiter unten verschärftes Atmen mit Knacken und Krepitieren. Links vorne über Clavicula lautes, von da an abwärts bis IV. Rippe leises bronchiales Atmen mit zahlreichen groben R. Dann mehr und mehr abgeschwächt hauchendes Atmen mit zahlreichen Lungen- und Pleurageräuschen. Links hinten bis Spina leises Bronchialatmen mit zahlreichen knarrenden Geräuschen; von da bis Angulus scap. laut amphorisches Atmen mit sehr reichlichen groben, metallisch klingenden Ronchi. Von hier abwärts bis zur unteren Grenze mehr und mehr abgeschwächtes Atmen mit zahlreichen mittleren und groben Ronchi. Das Röntgenbild ergibt einen schweren linksseitigen Prozeß mit Schrumpfung links. In der Höhe der III. Rippe eine Kaverne. Rechter Ober- und Unterlappen ziemlich frei, dagegen vom Hilus ausgehend, wohl im Mittellappen lokalisiert, eine tuberkulöse Destruktion. 10. II. Operation. Resectio cost. II bis X sin. in Lokalanästhesie vom hinteren Bogenschnitte aus. Die unteren Rippen werden bis auf 10 cm weggenommen, die oberen etwas weniger weit. Sehr schönes Einsinken der entknochten Thoraxpartie. Gummidrain — Muskelcatgutnaht — Hautnaht — komprimierender Heftpflasterverband. Bei der Resektion der V. Rippe reißt die Pleura costalis an einer kleinen Stelle ein; kein Pneumothorax; an der Stelle des Einrisses wird eine besonders sorgfältige Muskelnaht ausgeführt. Temperatur steigt die ersten Tage nach der Operation bis 38,8°. Puls um 100 bis 120. 13. II. Pat. wird plötzlich ganz aphonisch. Kehlkopfspiegelung. Epiglottis normal, hingegen bewegt sich die ganze linke Kehlkopfpartie absolut nicht bei der Phonation. 28. II. Drain entfernt. Sekretion besteht aber fort. Im unteren Drittel der Operationsnarbe kleiner Absceß, der am 18. III. inzidiert wird. Darauf Heilung der Wunde. 21. III. Thrombose der l. Vena femoralis: fühlbarer, schmerzhafter Strang. Dickenzunahme des l. Oberschenkels um 2 cm. Poplitea bleibt frei. Schienenverband. Temperatur ist wie vor der Operation, steigt bis 37,7° bis 38°. Anfang Mai Allgemeinbefinden gut. Stimme noch aphonisch, an einigen Tagen weniger heiser mit klingenden Untertönen. Temperaturen schwanken zwischen 37,6 bis 38,6°. Puls 80 bis 100. Gewichtszunahme, frisches Aussehen. Lungenbefund: Perkussion kaum verändert gegen früher, links über der ganzen Lunge vorn wie hinten Schallverkürzung. Die großblasigen, klingenden Rasselgeräusche der rechten Seite sind verschwunden; über der Spitze vesicobronchiales Atmen; seitlich in der Axillarlinie, vorn in Höhe IV bis V und unmittelbar unter der Scapulaspitze noch ganz feinblasige, knatternde und schabende Geräusche, die bei tiefen Atemzügen etwas deutlicher werden; über Unter- und Oberlappen keine R. mehr zu hören. Über linkem Oberlappen Atmungsgeräusch unbestimmt, mit großblasigen klingenden Geräuschen in Höhe des IV. Intercostalraumes vorn, seitlich und hinten in Höhe des IV. Intercostalraumes. Auch über dem Unterlappen vorn wie hinten wechselnd groß- und mittelblasige, zum Teil knackernde Geräusche; vereinzelte klingende R. besonders hinten. 4. V. 1911. Operation. Resect. cost. I bis III et claviculae sin. Lokalanästhesie ungenügend. Hautschnitt in Parasternallinie links. Resektion der Clavicula auf ca. 2 cm. Fixation durch Seidenligatur. Resektion von 2 bis 4 cm langen Stücken an Rippen I, II und III. Die Resektion der I. Rippe ist technisch sehr schwer, da sie sehr breit und dick ist. Heftpflaster. Gummikompressionsverband. Abends Temperatur 38,3. Nach einigen Tagen Temperaturabfall. Sputum 110 bis 120 ccm (von 60 gestiegen). 11. V. Bei einer unvorsichtigen Bewegung verschieben sich die Claviculaenden und stehen hintereinander, das costale vor; fixierender Verband. Mitte Mai. Allgemeinbefinden gut. Gewicht steigt. Sputum 60 bis 70 ccm. 3. VI. Röntgenaufnahme: Ausgezeichneter Kollaps der linken Lunge; rechts findet sich im VI. Intercostalraum eine kleine Kaverne, die die klinischen Symptome der rechten Seite bestätigt. Anfang Juni. Allgemeinbefinden gut. Gewicht im Steigen begriffen. Sputum 60 ccm. Über der linken Lunge vollständige Dämpfung. Im I. Intercostalraum kein Schallwechsel mehr, aber etwas Tympanie. Atmungsgeräusch unbestimmter Art nur noch deutlich vorn von II. bis IV. Rippe mit vereinzelten Rasselgeräuschen.

Rechts über der Spitze vesicobronchiales Atmen; vereinzelt feinblasiges Rasseln; in Höhe des Scapulawinkels wechselnd lautes, großblasiges Rasseln mit klingendem Blasenspringen. Atmungsgeräusch bronchial bis amphorisch. Über dem Unterlappen hinten und seitlich vereinzelte kleinblasige Rasselgeräusche bei sonst vesiculärem Atmen. Bewegungen des linken Armes noch leicht eingeschränkt. Clavicula zeigt derben, festen Callus. Pat. wird am 5. VI. nach Davos entlassen. Lungenbefund im Juli etwa gleich. Temperatur jetzt normal, nur ante menses bis 37,7 rectal. Gewicht 61,5 kg. Tuberkelbacillen noch vorhanden, zeitweise auch el. Fasern. Dyspnöe besteht noch. Puls 80 bis 90. Die Stimmbandlähmung ist gehoben. Stimme normal. Linke Seite atmet nicht mit. Linke Schulter steht viel tiefer als rechte. Brustumfang in Mammillarhöhe rechts: 42 bis 45 cm; links. 38 bis 38,5 cm. Leichte linkskonvexe Skoliose. Herzdämpfung wieder nach rechts geschoben, ungefähr an normaler Stelle. Erfolg: keine Besserung auf der linken operierten, Verschlechterung der anderen Seite.

Nr. 21. Fräulein v. K., 39 Jahre, Krankenschwester, Heimat Basel. Diagnose: Tuberculosis cav. pulm. praecip. lat. dextr. Anamnese: Familienanamnese ohne Befund. Pat. war immer von zarter Konstitution. Als Kind zeitweise Neigung zu Diarrhöen, sonst nie krank. 1895 nahm Pat. innerhalb 7 Wochen 11 kg ab, hustete und fieberte jedoch damals nicht. Sie war dann einen ganzen Winter in Arosa zur Erholung. 1898 machte sie rechtsseitig eine Brustfellentzündung mit reichlichem Exsudat durch. Da Tuberkulose als Ursache vermutet wurde, war Pat. fast 2 Jahre zur Erholung in Flims. Einige Jahre blieb sie dann gesund, nur bestanden häufig Darmstörungen. 1906 machte Pat. intercurrent Scarlatina mit Gelenkaffektion durch. 1908 waren die Darmstörungen wieder stärker. Pat. machte eine akute Blinddarmentzündung durch und wurde später à froid operiert. Man fand starke Verwachsungen, aber keine Zeichen von Tuberkulose. In der Folge fühlte sich Pat. so wohl, daß sie den Schwesternberuf ergriff. Im Sommer 1910 litt Pat. an einem Lungenspitzenkatarrh, fühlte sich sehr matt, magerte ab, hatte Husten und Auswurf. Erholte sich aber in den Ferien und tat Dienst bis Februar 1911. Dabei wieder mehr Husten und Auswurf, schlechtes Aussehen. Trotzdem aber nahm Pat. eine leichte Stellung an, und erst im Juli 1911 ging sie zur Kur nach Davos (Dr. Staub). Dort wurde ein ausgedehnter Prozeß im rechten Ober- und Unterlappen konstatiert mit Infiltration und Zerfallserscheinungen, Residuen der Pleuritis rechts. Reichlicher Auswurf mit Tuberkelbacillen und el. Fasern. Fieber bis 39⁰. Links geringer Befund in der Spitze und am Hilus. Ernährungszustand etwas reduziert. Trotz Bettruhe und antipyret. Medikation keine andauernde Besserung; nach kurzdauerndem Absinken der Temperatur erneuter Anstieg. Im Verlauf der Erkrankung mehrfach mittelschwere Blutungen, die letzte Mitte Januar (Temperatur damals 40,2). Zugleich bestehen immer noch Neigungen zur Diarrhoe. Keine Nachtschweiße. Schlechter Appetit und oft Erbrechen, viel Husten mit Auswurf (ca. 40 bis 50 ccm). Ein Versuch, einen künstlichen Pneumothorax anzulegen, mißlang wegen ausgedehnter Verwachsungen. Sie wird daher am 5. II. 1912 zur Thorakoplastik in die Chirurgische Klinik verlegt. Status: Mittelgroße, mittelgenährte, mittelkräftige Patientin. Temperatur 38⁰. Gewicht 63,9 kg. Ganz leichte Cyanose. Stimme heiser. Stimmbänder leicht gerötet. Keine Ulcera; keine Schmerzen im Kehlkopf. Thorax: Die rechte Infraclaviculargrube ist tiefer als die linke und schleppt bei der Atmung stark nach. Von hinten betrachtet fällt eine starke Einziehung der unteren Rippen der rechten Seite auf. Perkussion: Rechts vorne besteht relative Dämpfung bis zum III. Intercostalraum, die sich nach unten aufhellt. In Höhe der IV. Rippe fängt dann plötzlich fast absolute Dämpfung an bis zur unteren Grenze der Lunge. Hinten oben Dämpfung, die sich nach dem Angulus zu aufhellt, dann wieder zunimmt an Intensität bis zur unteren Grenze. Links hinten leichte Dämpfung bis spina scap. Vorn keine Dämpfung. Auskultation: Rechts: vorne überall sehr reichliches feuchtes, klingendes Rasseln, so daß daneben das Atemgeräusch kaum zu hören ist. Rasselgeräusche klein bis mittelgroß. In den untersten Partien werden sie etwas spärlicher und leiser. Rechts hinten derselbe Befund, nur herrschen große Rasselgeräusche vor. Atemgeräusch unbestimmt. Links: vorne Inspirium überall verschärft, Exspiration kurz und zart. Vorne oben ab und zu einige Rh. Hinten oben verschärftes In- und Exspirium. Kein Rasseln. Auswurf: eitrig, schleimig, 50 bis 80 ccm. Enthält außergewöhnlich viel Tuberkelbacillen. Im Gesichtsfeld durchschnittlich 50. Sehr viel Husten. Herz leicht nach rechts verzogen. Töne mittelstark, rein. Spitzenstoß schwach, etwa in Mamillarlinie. Puls um 100, leicht unterdrückbar, etwa alle 8 bis 10 Schläge einmal aussetzend. Röntgenbild zeigt deutliche Retraktion der rechten Thoraxhälfte, Hochstand der rechten Zwerchfellkuppe. Das Herz geht nur sehr wenig nach links. Die ganze rechte Lunge zeigt einen ziemlich diffusen Schatten. Auf der rechten Spina scap. ist eine Kaverne undeutlich zu sehen. Die linke Seite zeigt einige kleinere Schatten. Trachea leicht nach rechts verzogen. 10. II. 1912. Operation: bis X dextr. Resect. costar. V in Lokalanästhesie vom hinteren Bogenschnitt. Rippen schmal und etwas kantig gestellt, so daß die Resektion ziemlich schwierig ist. Anfangend von Rippe X werden Rippe X bis V reseziert in einer Ausdehnung von ca. 10 cm. Schon während der Operation starkes Zurücksinken der Lunge. Gummidrain. Muskelcatgutnähte — Hautnaht — komprimierender Heftpflasterverband. — 18. II. 1912 Operationswunde geheilt. Am 28. II. tritt plötzlich wieder eine Hämoptoe auf (ca. 100). Kleinere Blutungen folgen dann bis zum 5. III. trotz reichlich Codein. Temperatur bis 38,6. Dann folgen ruhige Tage (Temperatur nie über 37,7), so daß man Pat. aufstehen läßt. Dabei steigt die Temperatur sofort auf 38°. Wieder zu Bett. 27. III. Röntgenaufnahme. Die obersten Rippen verlaufen steil nach abwärts. Gute Eindellung in der seitlichen Region. Leichte rechtskonvexe Skoliose. Am 11. IV. wieder Hämoptoe von etwa 100 ccm Blut. Am 17. IV. etwa 10 ccm Blut. 24. IV. Sputum zeigt noch winzige Spuren alten geronnenen Blutes, Gaffky IV. Menge 35 bis 45 ccm; grobballig und zäh. Allgemeines Befinden subjektiv leidlich, nur Klagen über quälenden Hustenreiz, ohne entsprechende Expektoration. Linke Lunge zeigt lautes vesiculäres Atmen mit vereinzelten Rh. im Oberlappen; hinten im VI. und VII. Intercostalraum hört man fernklingendes Rasseln, ob fortgeleitet läßt sich nicht entscheiden. Rechts hinten vom IV. Intercostalraum an absolut gedämpfter Schall. Vorn über dem Oberlappen feuchte Rasselgeräusche mit Blasenspringen untermischt, daneben reichlich Giemen, hinten unten wenig Rasseln; aber lautes Lederknarren. Temperatur 36,8, 37° in den letzten Tagen. 27. IV. 2. Operation: Resect. cost. I bis V dextr. in Lokalanästhesie mit paravertebralen Schnitt. 2. V. Wunde glatt geheilt. Körpergewicht nimmt wenig aber konstant ab. Pat. erbricht sehr häufig, besonders morgens und mittags, meist nach stärkerem Hustenreiz. Gleichzeitig bestehen seit mehreren Tagen Durchfälle, die erst nach größeren Tannalbindosen und breiiger Diät zum Stillstand kommen. Appetit sehr mäßig, Ernährungszustand dürftig. Liegekur im Freien gut vertragen. 28. V. nachts plötzlich Hämoptoe ca. 20 ccm reinen Blutes. 31. V. nochmals Hämoptoe, jetzt werden mäßige Schmerzen in der rechten Parasternallinie in Höhe der V. Rippe seitlich angegeben. Lungenuntersuchung ergibt nichts Neues. 15. VI. 1912 Entlassungsstatus: Allgemeinbefinden subjektiv zufriedenstellend. Objektiv stellt sich eine bedeutende Einziehung der rechten Thoraxwand heraus, die oberen Partien werden nur noch von der Clavicula gestützt. Im Bereich des III. bis V. Intercostalraumes haben sich die feuchten Rasselgeräusche vermindert, dagegen hört man vorn unten etwas reichlicher als früher kleinblasiges und Knisterrasseln; hinten oben lautes bronchiales Atmen, starke Dämpfung mit Tympanie und Schallwechsel, hinten unten weniger Giemen, vereinzelt, zähes Rasseln und feines Reiben, vom VIII. Intercostalraum abwärts. Die linke Lunge wie früher. Hustenreiz morgens heftig, vereinzelt noch Brechreiz, in den letzten Tagen keine Durchfälle mehr. Sputum durchschnittlich 35 ccm; reichlich el. Fasern. Gaffky III bis IV. Am 16. VI. 1912 ins Sanatorium Wald (Dr. Staub) entlassen. Laut Bericht ging es der Pat. zunächst leidlich. Die Temperaturen steigen nicht über 37,5°. Husten und Auswurf halten sich gleich. Die Verdauung ist normal, keine Anhaltspunkte für Darmtuberkulose. Im Anfang Juli etwas Blut im Sputum, sonst keine Hämoptoe mehr. Nach letztem Bericht zunehmende Verschlechterung der anderen Seite. Prognose schlecht. **Erfolg:** Nach anfänglicher Besserung der operierten Seite Verschlechterung der anderen Seite.

Nr. 22. Frl. S., 24 Jahre. **Diagnose:** Tuberculosis cav. pulm. dextr. et indurat. lat. sin. Tuberculosis laryngis. Anamnese: Mutter lungenleidend. Pat.

als Kind gesund. Ende November 1910 Husten mit etwas Auswurf. Nach kurzer Zeit Temperatursteigerung bis 38°. Husten und Auswurf nehmen zu. Tuberkelbacillen nachgewiesen. Heiserkeit. Im Februar 1911 Aufnahme ins Sanatorium Philippi Davos. Damals starkes Nachschleppen der rechten Seite. Ausgedehnte Erkrankung der ganzen rechten Lunge. Hauptlokalisation des Prozesses im rechten Unterlappen. Ronchi hier zahlreich, mittel und gröber, deutlich klingend. Atmung in den obern Partien der linken Lunge scharf vesicobronchial mit vereinzelten zähen Ronchi, vorne bis zur III. Rippe, hinten bis gegen den Angulus scapulae. Sputum eitrig-schleimig, geballt; sehr reichlich elastische Fasern und Tuberkelbacillen (Gaffky VII). Im Kehlkopf ein flaches Ulcus an der Hinterwand. Das linke Stimmband gerötet, dicker als das rechte, am hinteren Ansatz oberflächliche Ulceration, ebenso am hintern Ansatz des rechten Stimmbandes ein kleines zackiges Ulcus, welches in das Ulcus der hinteren Wand übergeht. Temperatur erhöht, in der letzten Zeit Maximum 39,1. Die Temperatur zeigte im Anfang Tendenz zum Abfall, Husten und Auswurf blieben aber reichlich. Im Juni Angina, Husten und Auswurf wurden im Anschluß daran stärker; Temperaturanstieg. Reichlicher Bacillengehalt. Am 11. Oktober Temperatur bis 38,1. Am 12. Oktober 39,5, Schmerzen in der linken Axillargegend, es entwickelte sich eine typische katarrhalische Pneumonie, die sich nach hinten gegen die Wirbelsäule ausdehnte. Puls klein, 140 bis 144. Unter geeigneter Behandlung geht der pneumonische Prozeß zurück. Die Herztätigkeit wird besser. Auswurfsmenge 40 bis 60 ccm. Urin am 22. X. eiweißhaltig (Spuren). Diazoreaktion positiv. Während die linksseitige pneumonische Infiltration abnimmt, verschlechtert sich der Prozeß auf der rechten Lunge. Feuchte metallisch klingende Rasselgeräusche im Unterlappen. Auswurf im Dezember 30 bis 40 ccm. Ende Dezember wird die Ulceration im Larynx kauterisiert, worauf der Hustenreiz zunächst abnimmt. Sputummenge steigt weiter. Sie beträgt im Januar 100 bis 150 ccm. Temperatur bis 39,8. Da sich die linke Lunge im ganzen beruhigt hatte und der pneumonische Prozeß abgeklungen war, wurde am 2. Februar ein Pneumothoraxversuch gemacht, der wegen starken Verwachsungen mißglückte. Am 12. II. 1912 wird Pat. auf die Zürcher Klinik aufgenommen. Status: Schlanke, stark abgemagerte, schwache Pat. Haut blaß, Fettpolster fehlt, Muskulatur hochgradig atrophisch. Lungen: Links oben geringe Schallverkürzung bis zur II.Rippe vorn und zur Mitte der Scapula hinten; dreifingerbreit über dem untern Lungenrand Schall noch verkürzt. Rechts oben relative Dämpfung bis zur III. Rippe, im dritten linken Interkostalraum aufhellend mit Tympanie und Schallhöhenwechsel. Nach unten wieder zunehmende Schallverkürzung. Untere Grenze (VI. Rippe in der Mamillarlinie) gut verschieblich. Rechts hinten oben relative Dämpfung bis Mitte der Scapula. Unten, neben der Wirbelsäule, etwa dreifingerbreit, geringe Verkürzung des Perkussionsschalls, die nach außen zu etwas deutlicher und breiter wird. Links vorne oben unreine vesicobronchiale Atmung, vereinzelte zähe klanglose Ronchi. In den untern Partien Atemgeräusch etwas abgeschwächt, unrein, aber ohne deutliche Nebengeräusche. Rechts vorne oben Bronchialatmen. Zahlreiche mittlere und grobe Ronchi. Im II. und III. Intercostalraum grobes, zum Teil metallisch klingendes Rasseln, nach unten zu mehr mittlere zähe, klingende Ronchi und Giemen, oben etwas abgeschwächte unreine Atmung. Rechts hinten oben Ronchi ziemlich spärlich, zähe, mittelblasig, wenig klingend, gegen die Spina scapulae zunehmend, unter der Spina gröber, in den vertebralen Partien metallisch klingend. Gegen den Angulus scapulae werden die Ronchi spärlich, unter ihm fehlen sie. Atmung hier leise und unrein. Urin seit 10 Tagen ohne Eiweiß, zuckerfrei, Diazoreaktion positiv. Sputum 100 bis 150 ccm, eitrig, geballt elastische Fasern und Tuberkelbacillen reichlich vorhanden (Gaffky VIII). Temperatur schwankt zwischen Kollapstemperatur morgens und hohem Fieber bis 39,8 abends. Nach anfänglicher Absage entschließt man sich auf dringendes Verlangen der Pat. zur Operation. 4. III. 12. Operation: Lokalanästhesie, Resect. cost. V. bis X dextr. Langer hinterer Hakenschnitt. Die Rippen werden in einer Ausdehnung von ca. 11 cm subperiostal reseziert. Operation wird gut vertragen, nachher starker Krampfhusten. Die Temperatur bleibt andauernd unter 37,5. Am 14. Tage nach der Operation Schwächezustand, nach zwei weiteren Tagen Exitus. Pat. starb unter plötzlich einsetzender akuter Dyspnoe, nachdem sie etwa 6 Stunden zuvor über Gefühl der Bangigkeit geklagt hatte. Herztätigkeit bis finem gut. Sektion: Intercostalräume rechts sehr eng. Zwerchfellhochstand rechts (IV. Intercostalraum). Rechte Thoraxwand abgeflacht. Herz nach rechts herübergezogen, rechter Ventrikel etwas hypertrophisch und dilatiert. Pleurahöhlen beiderseits obliteriert. An den Lungenspitzen dicke Pleuraschwarten. Im rechten Oberlappen eine große Kaverne; Unterlappen ziemlich atelektatisch und in derbe Schwarten eingebettet. Im oberen Teil des Unterlappens eine pflaumengroße Kaverne. Die rechtsseitigen Bronchien enthalten Geschwüre mit ausgefressenen Rändern. In der Spitze der linken Lunge sind große Partien schiefrig verödet. Am Rande dieser Narben vielfach Tuberkeln und kleine Hepatisationen, solche auch im Unterlappen; im übrigen ist die linke Lunge hypertrophisch und emphysematös. Im Kehlkopf tuberkulöse Geschwüre. Linkes Bein viel dicker als das rechte. Linke Vena iliaca und saphena sind thrombosiert. Lungenarterie frei. Keine Amyloiddegeneration. Obduktionsdiagnose: Phthisis ulcerosa pulm. dextr. et pleuritis callosa dextr. Bronchitis ulcerosa tub. dextr. et laryngis. Phthisis indurativa sin. Concretio pleurae sin. Erfolg: Die Kranke überstand zunächst trotz ihrer Schwäche den Eingriff, starb dann aber an ihrer ausgedehnten Tuberkulose. Operation hatte das hektische Fieber beseitigt.

Nr. 23. Frl. B., 20 Jahre, Zimmermädchen, Heimat Rorschach. Diagnose: Tuberculosis pulmonis praecip. lat. sin. Anamnese: Keine hereditäre Belastung. Vor 2 Jahren Gelenkrheumatismus, sonst nie krank. Pat. sah immer blühend aus. Die jetzige Krankheit begann vor einem Jahr (März 1911) mit Husten und Heiserkeit. 3 Wochen später Fieber und Auswurf. Der Arzt konstatierte eine linksseitige Brustfellentzündung. 14 Tage Bettruhe. Pat. arbeitete dann, trotzdem sie noch fieberte und Husten und Auswurf hatte, 2 Monate weiter. Jetzt wurde eine tuberkulöse Erkrankung der linken Lunge festgestellt (Bacillen nachgewiesen). Im Dezember 1911 Eintritt ins Sanatorium Wallenstadtberg (Dr. Schönholzer). Damals Gewicht 73,4 kg. Mittelgroße, kräftig gebaute Pat. in sehr gutem Ernährungszustand. Gesicht und Hände leicht cyanotisch. Supra- und Infraclaviculargruben links deutlicher als rechts. Linke Seite in den oberen Partien abgeflacht, bleibt bei der Atmung zurück. Hörbares Rasseln, Puls 136, klein. Lungen: Starke Dämpfung über dem ganzen linken Oberlappen. Deutlicher Schallwechsel links vorn oben. Über der rechten Spitze Schallverkürzung. Über der ganzen linken Seite Bronchialatmen, das vorne bis zur IV. Rippe, hinten bis zur Mitte der Scapula abgeschwächt ist. Vorne bis zur IV. Rippe großblasiges, unten mittel- und kleinblasiges, halbklingendes Rasseln. Hinten mittel- und kleinblasige Rhonchi. Scharfes rauhes Inspirium über der rechten Spitze; Exspirium verlängert, einzelne trockene feine Rhonchi hinten über dem Oberlappen. Stimme belegt, chronische Laryngitis. Temperatur abends gegen 38⁰ (Mund). Ab und zu einige Tage afebril, dann wieder Temperaturen über 38⁰. Eitrig geballtes Sputum, Bacillen vorhanden (Gaffky V). Die rechte Lunge hält sich gut, auf der linken verschlechtert sich der Befund. Januar 1912 Pneumothoraxversuch. Viermalige Punktion an verschiedenen Stellen, vorn, seitlich und hinten. Es gelingt nicht einen freien Pleuraspalt nachzuweisen. 21. Januar und folgende Tage heftige protrahierte Hämoptoe mit hohem Fieber und Schüttelfrösten. Ende Januar leichtere Blutungen. Temperatur sinkt nach und nach. 20. Februar nochmaliger Punktionsversuch. Es kann mit ca. 50 ccm unter hohem Druck eine ganz kleine Blase unten seitlich angelegt werden. Da der Erfolg ungenügend ist, wird sofort nach Brauer vorgegangen. Schnitt über dem kleinen Luftsacke. Es gelingt die Pleurahöhle zu finden. Ein halbfester Katheter vermag dann auch noch etwas weiter nach vorne den Spalt zu lösen. Die Lunge kollabiert aber nicht. Die Pleura wird gefaßt und etwas weiter geöffnet. Der Pleuraspalt erweist sich als sehr schmal, der Sack klein, die Verwachsungen als absolut fest. Ein sanfter Versuch, die Verwachsungen mittelst elastischer Sonde zu lösen, stößt auf großen Widerstand. Nach guter Abdichtung, können unter hohem Druck 200 ccm N eingeführt werden. Die Blase erweitert sich aber nicht, der Versuch wird aufgegeben. Befinden seither unverändert. Pat. wird zur Thorakoplastik empfohlen. 5. III. Aufnahme in die Zürcher Klinik. Temperatur bis 38,8⁰. Sputum 50 bis 60 ccm. 8. III. 12. Operation: Lokalanästhesie. Resect. cost. I. bis X. sin. Hinterer Bogenschnitt. Es werden aus den unteren Rippen 10, den oberen 4 bis 5 ccm reseziert. Guter Kollaps der Lunge. Gummidrain. Catgutnähte der Muskulatur. Seidennähte der Haut. Heftpflasterverband mit Gummizügen. Pat. hat die Operation gut überstanden.

Allgemeinbefinden anfangs ordentlich. Temperatur und Sputum gehen langsam zurück. Gute Retraktion der linken Seite. Scapula gut eingesunken. 28. III. Pat. fühlt sich ordentlich; sie steht seit gestern auf. Sputum 70 bis 100. Puls 104 bis 114. Temperatur 36,6 bis 37,5°. Der Krankheitsprozeß in der rechten Lunge erweist sich als ziemlich rasch progredient. Zahlreiche feuchte Rasselgeräusche über der ganzen rechten Lunge, in den oberen Partien zahlreicher als in den unteren. Im Oberlappen Kavernensymptome. April: Die Temperatur steigt öfters auf 39,0°. Der Puls bleibt trotz Strophantus hoch. Sputum 40 bis 75 ccm. Das Allgemeinbefinden verschlechtert sich. Dyspnoe. Starke Cyanose. 18. V. erhebliche Verschlimmerung. Puls bis 140 Temp. bis 39,3°. Starke Dyspnoe; Stimulantien. Der Zustand bessert sich vorübergehend, bleibt aber immer ernst. Am 30. und 31. V. starke Dyspnoe. Am 3. VI. wird Pat. auf ihren Wunsch in ihr heimatliches Spital in Rorschach verbracht. Zustand hier zunächst befriedigend. Am 10. VI. plötzlicher Verfall und Exitus. Autopsie: Die Lungenpräparate wurden uns gütigst überlassen. Die linke Lunge ist stark kollabiert, abgeplattet. Ihr Volum beträgt $^1/_3$ desjenigen der rechten. Oberlappen zeigt sehr reichliche Bindegewebsentwicklung. Die eigroße Kaverne ist zusammengefallen, geschrumpft. Der Oberlappen ist in Pleuraschwarten eingebettet und fühlt sich ziemlich fest an. Es finden sich einige größere in reichliches Bindegewebe eingebettete käsige Knoten. Der Unterlappen zeigt viele kleine, käsige Herde. Rechte Lunge stark vergrößert, emphysematös. In der Spitze eine pflaumengroße nicht kollabierte Kaverne. In der Hilusgegend eine weitere kleine Kaverne, ohne bindegewebige Umgebung. Im Oberlappen sind größere Partien induriert. Im Mittel- und Oberlappen finden sich viele zerstreute tuberkulöse Herde. Erfolg: Durch die Operation zunächst Besserung auf der operierten Seite; dann schnell fortschreitender Zerfall auf der anderen Seite, der zum Tode führt.

Nr. 24. Herr R., 24 Jahre alt, Bankbeamter, Heimat: Potsdam. Diagnose: Tuberculosis pulm. dextr. cervernos. Anamnese: Im Alter von 14 Jahren litt Pat. längere Zeit an Urindrang, Hämaturie und Albuminurie. Im Mai 1910 rechtsseitige Spitzenerkrankung, Tuberkelbacillen nachgewiesen. Kur in Davos. Allmähliche Verschlimmerung. Sommer 1911 Eintritt in die Deutsche Heilstätte (Davos). Schon damals Kavernenbildung in der rechten Lunge. Linke Lunge weniger schwer erkrankt. Im November 1911 wurde die Pneumothoraxtherapie eingeleitet. Wegen Pleuraverwachsungen an der Lungenspitze konnte eine Kompression der Kavernen nicht erzielt werden. Über dem Unterlappen bildete sich ein umfangreicherer Pneumothorax. Temperatur und Auswurf nahmen zu. Gewichtsabnahme. Die Pneumothoraxtherapie wurde aufgegeben, und man entschloß sich, · die oberen Lungenpartien durch eine Thorakoplastik zum Kollaps zu bringen. 17. V. 1912. Aufnahme in die Zürcher Klinik. Status: Mittelgroß, ziemlich mager. Stimme belegt, nicht aphonisch. Stimmbänder beiderseits walzenförmig verdickt, gerötet, mit unregelmäßigen Rändern. Links in der Pars cartilaginea eine flache nicht belegte Delle (Erosion). Arygegend etwas infiltriert, keine Ulcera. Schluß der Rima unvollständig. Thorax stark gewölbt, kräftig, ziemlich starr, die rechte Seite etwas abgeflacht. Kein Nachschlepepn bei der Atmung. Intercostalräume überall weit. Perkussion: Rechte Lunge gibt vorn überall etwas gedämpften Schall. Rechts vorn unten wird er tief tympanitisch (Pneumothoraxrest). Kein Metallklang. Rechts hinten ist die ganze Seite etwas gedämpft. Hintere Lungengrenze beiderseits in der Höhe des 11. Brustwirbels, links wenig, rechts fast gar nicht verschieblich. Auscultation: Rechts vorn ist über der ganzen Lunge Rasseln zu hören, in der obersten Partie ziemlich großblasig und klingend mit leisem Bronchialatmen. Unten herrschen trockene Rasselgeräusche vor, die feuchten sind hier spärlicher und kleinblasig. Atemgeräusch leise, unbestimmt, kaum hörbar. Links vorne überall Vesiculäratmen. In der Gegend der Lingula kleinblasiges ziemlich dichtes Rasseln. Rechts hinten überall leises Atemgeräusch, mäßiges Rasseln über der ganzen Lunge, unter der Spina scapulae bis gegen den Angulus hin grobblasig. Hier auch schwach amphorisches Atmen. Links hinten Vesiculäratmen, keine Rasselgeräusche. Herz: Töne rein, Dämpfung klein, nicht verschoben. Spitzenstoß nicht zu fühlen. Urin ohne Zucker und Eiweiß. Röntgenbild: Verdichtungen in den beiden mittleren Lungenpartien, rechts etwas stärker als links. Oberhalb dieser Verdichtung finden sich in der rechten Spitze zwei ovale Kavernen.

Temperatur abends um 39°. Sputum 190 bis 200 ccm, schleimig-eitrig, enthält Tuberkelbacillen, aber keine elastische Fasern. Körpergewicht 47 kg. 18. V. 1912. Operation. Lokalanästhesie. Resect. cost. IV bis X dextr. Hinterer Bogenschnitt. Die unteren Rippen werden subperiostal in einer Ausdehnung von ca. 8 cm reseziert, die oberen nur 4—5 cm. Intercostalräume weit, Pleura sehr zart, namentlich unten; sie wird nicht verletzt. Der Thorax fällt stark zusammen, so daß die lateralen Rippenstümpfe etwa 4 cm vor die vertebralen Stümpfe zu liegen kommen. Die Intercostalmuskeln, Gefäße und Nerven ziehen von den hinteren Stümpfen als schräge Stränge zu den vorderen. Der untere Abschnitt der Scapula wird unter die vorstehendenvertebralen Stümpfe geschoben, ihre Muskulatur mit Catgut an die vertebralen Stümpfe befestigt. Muskelnähte in zwei Etagen. Hautnaht. Komprimierender Verband. Pat. überstand die Operation gut. Puls 100 bis 110. Am Tage der Operation Aushusten mühsam. Inhalationen. Puls in den ersten Tagen gut. Am dritten Tag plötzlich Anstieg auf 160. Dyspnoegefühl, Respiration 34. Sputum unverändert; Digalen und Pantopen. 30. V. Puls um 100, Temperatur nie über 37,7°. Geringe Sekretion im obern Teile der Nahtlinie. Sie wird deshalb etwas geöffnet. 4. VI. Puls und Temperatur sind seit einer Woche langsam zurückgegangen. Sputummenge durchschnittlich 125 ccm. Hochgradige Einziehung der Lunge. Ausgesprochen paradoxe Atmung. Im oberen Teil der Operationsnarbe ein zweimarkstückgroßer granulierender Hautdefekt. 27. VI. Heiserkeit unverändert. Sputum 110 ccm. Mäßige Schmerzen in der rechten Seite hinten unten. Man hört hier einige feuchte Rasselgeräusche. Früher waren sie an gleicher Stelle trockener und zäher. Hämoptoe (ca. 30 ccm Blut). 3. VII. Die letzten drei Abende mäßige Hämoptoe. 9. VIII. Entlassung nach der Deutschen Heilstätte in Davos. Linke Lunge ohne Rasselgeräusche. Etwas lautes Vesiculäratmen über der Spitze. Rechte Lunge: Über dem Unterlappen vereinzelte feuchte und trockene Rasselgeräusche. Im Oberlappen ziemlich lautes, grobblasiges Rasseln; Bronchialatmen. 2. IX. Wiederaufnahme. Deutliche Besserung. Aussehen besser. Pat. fühlt sich kräftiger. Abendtemperatur bis 38°. Sputum 100 bis 120 ccm. Leichte Gewichtszunahme. Starke Schrumpfung der rechten Thoraxhälfte, besonders unten. Atemgeräusch über dem Unterlappen fast unhörbar, fast keine Geräusche mehr. Die intakten oberen Rippen hindern den Oberlappen am Kollaps. Oben zahlreiches Rasseln. Kaverne etwas verkleinert (Röntgenbild). Die rechte seitliche Brustwand ist hiluswärts gut eingesunken. 4. IX. 1912. Operation. Lokalanästhesie. Resect. cost. I bis IV dextr. Verlängerung des früheren Bogenschnittes nach oben über die I. Rippe. Durchtrennung der Muskulatur. Von der I. bis IV. Rippe wird ein 3 bis 4 cm Stück reseziert. Ablösung der Pleura unter den vertebralen Rippenstümpfen. Fixieren der Scapula unter denselben. Sehr starke Retraction der Lunge und Kompression durch die Scapula. Glatter Verlauf. Temperaturen steigen nicht mehr über 37,5°. Sputum nimmt ab bis auf 50 bis 60 ccm. Gewichtszunahme. Rückkehr nach Davos. Hier weitere Erholung. Im Oktober Rückkehr nach Potsdam. Hier Temperatur andauernd normal. Sputum nur noch 50 bis 60 ccm, schaumig-schleimig. 8 Pfd. Gewichtszunahme. Gutes Allgemeinbefinden. Pat. arbeitet einige Stunden am Tage. **Erfolg:** Erhebliche Besserung, Abnahme von Sputum, Verschwinden des Fiebers. Gewichtszunahme.

Nr. 25. Frau M., 47 Jahre, Heimat: Heilbronn. **Diagnose:** Tuberculosis cav. pulm. dextr. Anamnese: Familienanamnese o. B. Als Kind immer gesund. Normale Geburten. Februar 1905 rechtsseitige Lungenentzündung. Im Mai 1905 wegen Husten und mäßigen stechenden Schmerzen bei der Atmung in der rechten Seite fünfwöchentliche Kur in Baden, ohne Erfolg. Im Laufe des Sommers verloren sich Husten und Schmerzen. Pat. war 3 Jahre beschwerdefrei zu Hause. Sie konnte wieder mehrstündige Spaziergänge machen, keine Kurzatmigkeit. Gewicht 82 kg. Im Sommer 1908 zunehmende Heiserkeit. Galvanokaustische Behandlung. Kuren im Schwarzwald und in Baden. Die Heiserkeit ging allmählich zurück. 1909 trockener Husten mit Auswurf. August 1909 bis Juni 1910 Kuren in Ebersteinburg und Baden-Baden. Anfangs Neigung zu Besserung. In den letzten 6 Wochen in Baden-Baden stärkere Atemnot und mehr Husten. Sputum gleich. Vom Januar 1911 an 4 Monate in Lugano. viel Husten und Hustenreiz, Kurzatmigkeit. Stimme leicht belegt, nicht ausgesprochen heiser. Sputum unverändert. Mai bis Oktober 1911 ist Pat. zu Hause. Seit

November 1911 im Sanatorium Dr. Herwig, Arosa. Anfangs 6 Wochen auf. Dann 5 Monate Bettruhe. Temperatur bis 38°. Morgens besonders reichliche Expektoration. In Rücken- und linker Seitenlage starker Hustenreiz, bei Rechtslagerung weniger und nur minimaler Auswurf. Nie mehr Schmerzen. Große Beschwerden durch die Kurzatmigkeit. Gewichtsabnahme (78 kg bis 59,8 kg). Appetit im allgemeinen gut. Stuhlgang regelmäßig, keine Durchfälle. In letzter Zeit gelegentlich Frostgefühl morgens nach dem Erwachen. Schlaf häufig durch Hustenreiz gestört. Tuberkelbacillen in Reinkultur. Am 21. V. 1912. In die Züricher Klinik aufgenommen. Status: Mittelgroße, schlank gebaute Frau in mäßigem Ernährungszustand; etwas blasse Gesichtsfarbe. Beim Sprechen oft starker Hustenreiz. Kaum vergrößerte Halsdrüsen. Starke Dyspnoe. Lungenbefund: Perkussion: Links überall sonorer, lauter Schall. Rechts über der Spitze verkürzt, hinten bis zumAngulus scapulae leicht tympanitisch, von der VI. bis VII. Rippe abwärts absolute Dämpfung. Auscultation: Links besonders über dem Oberlappen Verdichtungsprozesse in der Lunge. Autochthone Nebengeräusche. An verschiedenen Stellen des 1. Oberlappens hinten kleinblasiges Rasseln; an circumscripten Stellen Atmungsgeräusch unbestimmt, hinten unten, sowie vorn im wesentlichen vesiculär. Links etwas lautes Exspirium, keine Nebengeräusche. Rechts vorne und hinten bis zum Angulus scapulae reichlich großblasige Rasselgeräusche, Knattern und Reiben, dazwischen metallisch klingendes Knacken. Reichliche Rhonchi auch über dem Unterlappen, aber hier entfernter klingend; Atmung entsprechend der Dämpfung abgeschwächt, vereinzeltes kleinblasiges Rasseln. Vorne oben bis III. Intercostalraum wie hinten unten keine Nebengeräusche. Bei tieferem Atmen geringer Stridor und Hustenreiz. Reichlicher Auswurf (130 bis 180 ccm). Absolute Dämpfung rechts hinten unten war vor 14 Tagen 2 Querfinger breit, jetzt ist sie 6 Querfinger breit (Exsudat. Durchbrochene Kaverne?). Herz nach rechts verdrängt; linke Grenze beginnt am linken Sternalrand; die absolute Dämpfung reicht bis zur rechten Mamillarlinie, läßt sich aber nicht scharf abgrenzen. Herztöne am deutlichsten und lautesten hart am rechten Sternalrand. Während der Untersuchung lebhafte Herzaktion. Die der Mitralis entsprechenden Töne unrein, ohne ausgesprochene Geräusche, II. Pulm. ton. gespalten. Stuhlgang regelmäßig. Appetit meist gut. Urin frei von Eiweiß und Zucker. 3mal täglich Digalen. Bettruhe. Temperatur 36 bis 39°. Puls 90 bis 110. Gewicht 58 kg. Röntgenaufnahme zeigt einen Schatten über der ganzen rechten Seite und über dem linken Oberlappen. Rechts deutliche Pneumothoraxblase mit Exsudat bis über dem Angulus scapulae. Oberlappen nicht komprimiert. Deutliche Kaverne daselbst. Atmung bei geringen körperlichen Anstrengungen dyspnoisch, dabei sofort Hustenreiz (schon bei Lagewechsel im Bett). Bevorzugt wird die rechte Seitenlage. 4. VI. 1912. Operation. Resect. cost. V bis X dextr. in Lokalanästhesie vom hinteren Bogenschnitt aus. Die Rippen werden in einer Ausdehnung von 9 cm unten, oben 4 cm reseziert. Operation verläuft glatt. Starkes Einsinken der entknochten Partien. Im unteren Bezirk dicke Schwarten; Muskelnaht — Hautnaht — Gummidrain — Heftpflasterzugverband. Die ersten 2 Tage ist Pat. sehr kurzatmig, cyanotisch, ermattet und hustet nur unter großer Anstrengung aus. In den folgenden Tagen rasche Erholung. Kurzatmigkeit fast ganz verschwunden. — Rechte Thoraxseite gut eingesunken; ausgesprochene Einziehung der seitlichen Partien bei tiefer Inspiration. Sputum 120 bis 130 ccm. Allgemeinbefinden gut, desgl. Appetit. Pat. liegt jetzt am liebsten auf dem Rücken. Weiterhin Kompressionsbandagen. Seit dem 16. VI. leichter, aber stetiger Temperaturanstieg. Puls frequenter. Geringe Gewichtsabnahme. Beim Aufstehen und längeren Sitzen leichte Schmerzen im Bereich der Rippenstümpfe. 26. VI. Entlassung. Allgemeinbefinden gut. Fast keine Dyspnoe. Aufstehen wird gut vertragen. Rechte Lunge: Im Bereich der Kaverne Rasselgeräusche und Blasenspringen deutlich; über dem Unterlappen Schallverkürzung; keine Nebengeräusche. Über der linken Lunge fortgeleitetes Trachealrasseln; andere Nebengeräusche nicht mit Sicherheit festzustellen. Pat. wird nach St. Blasien (Medizinalrat Sander) entlassen. Allgemeinbefinden während des Aufenthaltes in St. Blasien leidlich. Mäßige Atemnot beim Sprechen, stärkere bei längerem Gehen. Sputum 100 bis 160 ccm. Appetit gut. Gewichtszunahme 4 Pfd. Status bei der Wiederaufnahme auf der Klinik wenig verändert. Linke Lunge o. B. Rechte Lunge läßt in den unteren

Abschnitten nur noch vereinzeltes Rasseln hören; das Knattern und Blasenspringen ist von oben fortgeleitet. Kavernensymptome, vorn im II. bis IV. Intercostalraum und hinten neben den Angulus scap. Die Herzdämpfung überragt das Sternum nach rechts. 23. VII. 12. Operation. Resect. cost. II bis IV. Lokalanästhesie. Hautmuskelschnitt in Verlängerung der Narbe bis zum oberen Trapeziusrand. Resektion von 2 bis 5 cm langen Rippenstücken aus der II., III. und IV. Rippe. Die Scapula legt sich nicht besonders gut ein; dagegen retrahiert sich die schwartige Pleura stark. In den ersten Tagen nach der Operation hohe Pulsfrequenz; mäßige Temperaturanstiege. Schlaf trotz Morph. Pantopon, Chloral, Hyoscin nicht befriedigend. Sputum 80 bis 160 ccm. Wundheilung glatt. Einziehung mittleren Grades. Die Scapula hat sich nicht völlig unter die Stümpfe gelegt. 12. VIII. Suptum geht langsam zurück (durchschnittlich 75 ccm). Allgemeinbefinden objektiv gut, subjektiv wechselnd. Puls beschleunigt, trotz Digalen. 22. VIII. Geringe Gewichtsabnahme. Sputum in den letzten Tagen 65 ccm. Linke Lunge frei von Geräuschen. Rechte Lunge: in den unteren Abschnitten entsprechend der Dämpfung vorn wie hinten abgeschwächtes Atmen, vereinzelt entfernter klingendes Rasseln (fortgeleitet). Kavernensymptome über dem Oberlappen geringer und leiser, aber an umschriebener Stelle noch deutlich; über der Spitze bronchiales Atmen. Herzdämpfung reicht 2 Querfinger über den linken Sternalrand, Töne am lautesten über dem Sternum. Bei längerem Aufstehen und Gehen, besonders bei feuchtkaltem Wetter, noch dyspnoische Beschwerden. Entlassung nach St. Blasien. **Erfolg:** Nur mäßige Besserung durch Abnahme des Sputums und der Kurzatmigkeit.

Nr. 26. Frl. P., 34 Jahre. **Diagnose Tuberculosis cav. pulm. sin. Anamnese:** Familienanamnese ohne Befund. Erkrankte 1895 an „Lungenspitzenkatarrh"; zweimonatige Kur auf dem Lande. 1897 bis 1898 neuerdings Husten, Auswurf und Fieber. 1900 Zustand noch verschlimmert. Sanatoriumsbehandlung in Arosa (Dr. Amrein). Infiltration des linken Oberlappens mit Einschmelzungen. Beginnende Erkrankung der rechten Spitze. Pat. fiebert wenig. Im Frühjahr 1901 verließ sie das Sanatorium. Während eines Jahres fühlte sie sich wohl. Im Frühjahr 1902 starker Husten mit Heiserkeit und Auswurf. Geschwür im Kehlkopf. Im August 1902 Wiederaufnahme in Arosa. Der Lungenbefund hatte sich verschlechtert. Linker Unterlappen auch erkrankt. Kaverne im linken Oberlappen unter der Clavicula und II. Rippe. Allmähliche Erholung. Nach einer schweren Bronchitis Fieber und Pleuritis. Exsudat. Im Winter 1908 machte die Besserung keine Fortschritte. Die Erkrankung der rechten Lunge reicht jetzt bis zur III. Rippe und der Mitte der Scapula. Auswurf schaumig, mit dickem eitrigen Kavernensputum. Pat. ist fast nie mehr fieberfrei. Temperatur bis 39⁰ (Rectum). Im Sommer 1911 erhebliche Verschlechterung. Die alte Kaverne im linken Oberlappen ist deutlich nachweisbar; daneben haben sich weitere Kavernen entwickelt. Die Infiltration geht bis unten. Reichliches Rasseln, bronchiales resp. bronchial-vesiculäres Atmen. Links unten Adhäsionen und Schwartenbildungen von der früheren Pleuritis her. Die linke obere Thoraxpartie ist abgeflacht und eingesunken. Rechts oben Befund ziemlich unverändert; mäßige Dämpfung, vesiculobronchiales Atmen, kleine und mittlere Rasselgeräusche bis zur III. Rippe und zur Mitte der Scapula. Temperatur abends bis 37,8⁰ und 38⁰ trotz Pyramidon. Mehrere Tuberkulinkuren ohne Erfolg. Pat. liegt immer zu Bett Im Juli 1911 Pneumothoraxversuch; ohne Erfolg wegen Verwachsungen. Allgemeinbefinden verschlechtert sich. Herztätigkeit im allgemeinen gut. Hin und wieder kleine Hämoptysen. Nie größere Blutungen. Sputum 150 ccm. 5. VI. 12. Aufnahme in die Züricher Klinik. 6. VI. 12. Operation. Resect. cost. II bis X sin. in Lokalanästhesie mit hinterem Bogenschnitt. Reseziert werden Rippe X bis II, unten 10 oben 4 cm. Guter Kollaps. Muskelhautnaht, Gummidrain, Heftpflasterzugverband. Gesamtlänge der resezierten Rippen 58 cm. Nach der Operation leichter Kollaps, von dem sich Pat. bald erholt. Am Abend soporartiger Zustand, der Puls rasch und klein, Atmung ganz langsam. Pat. ist schwer zyanotisch. (Pantoponwirkung?) Dieser Zustand dauert etwa 4 Stunden. Endlich erholt sich Pat. Sie sieht besser aus, gibt klare Antworten, Atmung frequenter. 7. VI. Soporanfall von ca. 30 Minuten. Pat. erholt sich rasch und hustet unter kolossaler Anstrengung aus (mehr Schaum als festes Sputum). Dann vom 8. bis 22. VI. guter Verlauf. An einzelnen Tagen fieberfrei.

Sputum sinkt auf 50 bis 60 ccm. Ab und zu Ödem an Händen und Füßen. Nie Eiweiß im Urin. 23. VI. Pat. wird plötzlich sehr kurzatmig und aufgeregt. Temperatur 37,5 bis 38,6°. Über der ganzen rechten Lunge hinten und vorn feuchtes, reichliches Rasseln. Stimulantia. 24. VI. Wegen überhandnehmender Kurzatmigkeit Sauerstoff in großen Mengen. Sputum reichlich (schaumig). Temperatur 39°. 25. VI. Leichter Temperaturabfall; über dem rechten Unterlappen ist das Rasseln fast gänzlich verschwunden; dagegen unverändert über dem Ober- und Mittellappen. Daselbst Dämpfung und bronchiales Exspirium. Puls klein, ab und zu fadenförmig. Oftmals am Tage diffuser, kalter Schweißausbruch. Deutliches Brustwandflattern. Höchste Kurzatmigkeit. Stimulation. 26. VI. Puls sehr schlecht. Atmung oberflächlich. 27. VI. Angstgefühl, Puls und Temperatur sinken. 28. VI. Exitus. Obduktion. **Diagnose:** Tub. pulm. sin. et recent. recidivens dextra. Tub. indurat. et ulcerosa pulm. sin. Pleuritis callosa. Atelectasis pulm. sin. Cicatrix pulm. dextr. Peribronchitis fibrosa. Hypertrophia pulm. dextr. Bronchopneumonia et hypostasis pulm. dextr. Hypertrophia cord. dextr. Vorderer rechter Lungenrand ragt weit (etwa 4 bis 5 cm) über die Mittellinie in die linke Brustseite. Das Mediastinum reicht noch weiter nach links, etwa 8 cm. Rechte Lunge stark ausgedehnt, fühlt sich weich an. Im unteren Teil der linken Brusthöhle 600 ccm trübes, leicht rötlich gefärbtes Exsudat. Der obere Teil der Pleurahöhle ist vollkommen verödet. Ein offener Pleuraraum besteht nur noch zwischen Lungenbasis und Zwerchfell. Links starke Schwarten. Die rechte Lunge enthält eine Anzahl bronchopneumonischer Herde, besonders im Unterlappen. Im Oberlappen eine schieferige Narbe. Linke Lunge außerordentlich klein, in dicke Schwarten eingebettet. Die ganze Lunge fühlt sich hart und fest an. Im Oberlappen eine fingerförmig gestaltete Kaverne, von rotem Granulationsgewebe ausgekleidet. Die Lunge selbst enthält sehr viel schieferiges Narbengewebe, ist in sich geschrumpft; die noch nicht narbigen Teile sind atelektatisch. Im Unterlappen käsige Hepatisation, Narbengewebe und frischere Hepatisation. Die linke Lunge ist so stark verkleinert, daß ihr Volum nur ein Viertel von dem der rechten beträgt. Die rechte Lunge stark emphysematös. Herz leicht hypertrophisch, etwas nach links verzogen. Übrige Organe ohne Befund. Das von der Leiche aufgenommene Röntgenbild zeigt die Kaverne im linken Oberlappen deutlich verschmälert gegenüber dem Befund vor der Operation. **Erfolg:** Günstige Wirkung der Operation auf die Sputumabnahme. Bronchopneumonie der andern Seite, an der die Kranke stirbt.

Nr. 27. Herr P., 43 Jahre, Heimat Schüpfheim. **Diagnose:** Tuberculosis pulm. dextr. Anamnese: Familienanamnese ohne Befund. Pat. war früher immer gesund. 1906 rechtsseitige Brustfellentzündung mit reichlichem Exsudat; nachher wieder gesund und arbeitsfähig. Seit Herbst 1911 leidet Pat. an Kurzatmigkeit und fühlt sich schwach. Seit einiger Zeit auch Auswurf, nie Blut im Sputum. Da der Zustand sich nicht besserte, wurde Pat. von seinem Arzte zur Operation empfohlen. Er hatte in letzter Zeit ca. 13 kg abgenommen. 28. V. 12. Aufnahme in der Züricher Klinik. Status: Fahle Gesichtsfarbe, eingesunkene Wangen. Muskulatur schlaff, atrophisch; Fettpolster fehlt. Haut trocken, schlaff. Zahlreiche Furunkel. Temperatur im allgemeinen normal; einzelne Anstiege bis 38°. Thorax: Trichterbrust. An der Atmung beteiligt sich hauptsächlich die linke Seite, die rechte nur in den unteren Partien. Rechterseits fossae supra- und infraclavicular tief eingesunken; die Clavicula springt als starre Leiste mächtig vor. Die rechte obere Brustpartie ist stark eingesunken. Die rechte Schulter steht tiefer als die linke. Die obere Lungengrenze steht rechts um 1 1/2 cm höher als links. Untere Lungengrenzen: rechts vorn in der Mamillarlinie am unteren Rand der VI. Rippe, rechts hinten am 10 Proz. spinos.; links hinten am 11 Proc. spinos. Verschieblichkeit des unteren Lungenrandes rechts minimal, links ca. 2 cm. Links: Überall lauter Lungenschall. Rechts: In fossa supraclav. und supraspinata starke Dämpfung. Über der ganzen übrigen rechten Lunge recht deutlich gedämpfter Schall. Auscultation: Links: Über der Spitze normales Inspirium, verlängertes Exspirium, — sonst überall normales Atemgeräusch, nirgends Rasseln. Rechts: Über der fossa supraspinat. und supraclav. bronchiales Inspirium mit Giemen, und verlängertes bronchiales Exspirium; über der übrigen Lunge verschärftes Inspirium und verlängertes Exspirium; zahlreiche kleine bis großblasige feuchte, oben klingende Rasselgeräusche. Röntgenbild. Trachea nach rechts verzogen. Rechte Lungenspitze: Stark infiltriert mit kleinen rundlichen Aussparungen (Kavernen). Im übrigen zerstreute Schatten hauptsächlich am Hilus. Auch in der linken Lunge kleinere Schatten. 12. VI. 12. Operation. Sehr gute Novocainlokalanästhesie. Resectio cost. III bis X dextr. Operation erfolgt bei dem mageren Pat. sehr rasch — 17 Minuten. Entfernt werden von einem Bogenschnitt aus 8 Rippen (III bis X) in einer Ausdehnung von 5 bis 9,5 cm, Gesamtlänge der resezierten Rippen 59 cm. Rippen zart. Starker Kollaps der Lunge. Muskel-Catgutnaht — Hautnaht — Gummidrain — Gummibindenzugverband. Wundverlauf glatt. Am 22. VI. steht Pat. auf. Am 19. VII. verläßt er auf eigenen Wunsch das Spital; er will trotz energischem Zureden von einer zweiten Operation, die die Resektion der obersten Rippen bezweckt, nichts mehr wissen, wenigstens vor der Hand nicht; Gewicht beim Eintritt 51,5 kg, beim Austritt 51 kg. Sputummenge beim Eintritt 20 bis 40 ccm, beim Austritt 10 bis 25 ccm. Puls und Temperatur beim Austritt normal. Allgemeinbefinden leidlich. Hustet weniger als vor der Operation. Erfolg: Mäßige Besserung. zweite Operation steht noch aus.

Nr. 28. Herr R., 87 Jahre, Buchbinder; Heimat Wädenswil. Diagnose: Tuberculosis pulm. dextr. mit Verziehung des Mittelfells nach rechts. Links Emphysem. Anamnese: Eine Schwester an Tuberculosis pulm. gestorben. Pat. will früher stets gesund gewesen sein. Sein jetziges Leiden begann 1908 mit starkem Husten und reichlichem Auswurf. Das Sputum wurde allmählich eitrig. Anfangs konnte Pat. noch arbeiten. Er nahm in einem Jahr 6 kg ab und wurde immer müder und schwächer. Hie und da Dyspnoe; schwerer Husten. Im Juni 1909 mußte er dann in ein Krankenhaus aufgenommen werden. Dort wurde er ein Jahr lang mit gutem Erfolg mit Tuberkulin behandelt. Temperatur bis 37,4. Husten und Sputum sistierten zeitweise. Die Dyspnoe nahm zu. Im Juni 1911 starke Blutung (ca. $^1/_2$ Liter). Im April 1912 verließ Pat. das Krankenhaus, um im Sanatorium Wald (Dr. Staub) die Kur fortzusetzen. Die dortige Untersuchung ergab einen schweren, aber einseitigen Lungenbefund (rechts). Starke Dyspnoe, die den Pat. an jeder Betätigung hinderte. Die Ursache dafür lag in einer starken Schrumpfung rechts, wodurch das Mediastinum weit nach rechts hinübergezogen wurde. Seit ca. 2 Jahren besteht eine Hernia epigastrica non reponibilis in der oberen Bauchgegend. Leistenbruch seit 10 Jahren. Pat. wird vom Arzt zur Operation empfohlen. Status: Mittelgroßer Mann, fettreich, Gewicht 75 kg. Wangen leicht cyanotisch. Thorax faßförmig. Die linke Seite wölbt sich leicht vor; Supra und Infraclaviculargrube wegen der Adipositas nur angedeutet. Lebhafte Beteiligung der linken Seite bei der Atmung. Die rechte Thoraxhälfte ist in den oberen zwei Dritteln gegenüber links leicht eingedellt. Die Claviculargruben sind hier deutlicher ausgeprägt, aber nicht pathologisch eingesunken. Bei ruhiger Atmung beteiligt sich die rechte Seite kaum, bei stärkerer Atmung nur wenig. Atmung ruhig; bei stärkeren Atembewegungen Stridor. Lungenbefund: Rechte Lunge: untere Grenze vorn in der Mamillarlinie: Oberer Rand der V. Rippe. Linke Lunge: untere Grenze vorn in der Mamillarlinie: Oberer Rand der IV. Rippe. Rechte Lunge: hinten unten zwischen 10. und 11. Proc. spinos. Linke Lunge: hinten unten zwischen 11. und 12. Proc. spinos. Die linke Lunge gibt vorn lauten Lungenschall. Rechte Lunge: vorn über der ganzen Lunge Dämpfung, in der oberen Hälfte weniger ausgesprochen als in der unteren. Über der linken Lunge: vorn verlängertes Inspirium und verlängertes, hauchendes, lautes Exspirium. Hinten: leichte Dämpfung in den unteren Partien; normales Atemgeräusch. In der Fossa supra- und infraclav. und in der Fossa supra- und infraspinata vesicobronchiales Atmen; einzelne feuchte Rasselgeräusche fortgeleitet. Rechte Lunge: vorne überall hauptsächlich inspiratorische klingende Rasselgeräusche; in den oberen Partien zahlreicher als in den unteren, exspiratorisch fast gar kein Rasseln. In der Fossa supraclav. lautes bronchiales Inspirium, undeutliches bronchiales Exspirium. Zahlreiche klingende Rasselgeräusche. In der Fossa infraclav. verlängertes In- und Exspirium, bronchovesiculär, leise hauchend; spärliche Rasselgeräusche; vom III. Intercostalraum an verlängertes In- und Exspirium, fast kein Rasseln mehr; leises Atemgeräusch. Hinten: leichte Dämpfung in Fossa supra-, weniger in Fossa infraspinata. Bronchiales In- und Exspirium — klingendes Rasseln. In den unteren Partien abgeschwächtes Vesiculäratmen; feuchte Rasselgeräusche, weniger zahlreich als oben; Rasselgeräusche am stärksten auf der Höhe des 4. Proc. spinosus. Herz: Spitzenstoß in Mamillarlinie im V. Intercostalraum; kaum zu fühlen. Grenzen oben: Oberer Rand der III. Rippe rechts etwas lateral vom rechten Sternalrand. Röntgenbild: Sehr starke Verschiebung des Mediastinums nach rechts mit einer recht hochgradigen rechtsseitigen Ausbiegung der Trachea. Sputum 20 bis 30 ccm, eitrig-ballig. Bacillen +. 12. VI. Operation. Resectio cost. I bis X dextr. Novocainlokalanästhesie. Hinterer Bogenschnitt von der I. bis zur X. Rippe, unten leicht bogenförmig gegen Axillarlinie auslaufend. Das Periost läßt sich außerordentlich leicht abheben. Die Resektion der X. bis I. Rippe in einer Ausdehnung von 2 bis 10 cm geschieht ohne Schwierigkeit. Guter Lungenkollaps. Muskelcatgutnaht — Gummidrain — Hautnaht — Heftpflastergummizug. Dauer der Operation 25 Minuten. Heilungsverlauf gut; leicht erhöhte Temperatur. Am 10. Tage nach der Operation steht Pat. auf. 25. VII. Pat. nach dem Sanatorium Wald entlassen. Die Sputummengen sind auf 5 bis 10 zurückgegangen. Wenig Husten. Pat. gibt an, er atmet leichter als vorher. Dyspnoe geringer. Befinden subjektiv sehr gut. Auswurf anfangs September 0 bis 2 ccm Tuberkelbacillen auch mit Antiformin nicht nachweisbar. Atmet sehr gut, kein Dyspnoe. Auf der Röntgenplatte sieht man, wie sich das Mediastinum medianwärts gezogen hat. Trachea beinahe median. 4 kg Gewichtszunahme. Thoraxumfang in Mamillarhöhe links 47 bis 49,5 cm, rechts 41 bis 42 cm. **Erfolg:** praktische Heilung.

Nr. 29. Frl. K., 27 Jahre. Heimat St. Petersburg. **Diagnose:** Tuberculosis lob. inf. lat. dextr. Anamnese. Erblich nicht belastet. Früher immer gesund. Januar 1912 Lungen-und Rippenfellentzündung rechts. Seit dieser Zeit dauernd im Bett mit starkem Husten und Auswurf, Temperatur bis 39°. Am 27. III. Aufnahme im Sanatorium St. Blasien (Medizinalrat Dr. Sander). Damals folgender Lungenbefund: Rechts vorn oben bis zum I. Intracostalraum leichte, von der IV. Rippe abwärts stärkere Dämpfung. Rechts hinten oben bis Mitte der Scapula leichte, von da bis unten starke Dämpfung. Über der linken Spitze etwas kurzer Schall. Auscultation: Rechts vorn oben und rechts hinten oben im Bereich der leichten Dämpfung Atmung vesicobronchial, mittelblasige, knackende Rhonchi. Rechts vorn unten und rechts hinten unten im Bereich der stärkeren Dämpfung bronchiales Atmen. Massenhaft klingende mittel- und großblasige Rasselgeräusche. Über der linken Spitze rauhe Atmung und nach Husten mäßig zahlreiche knackende Ronchi. Die Tagestemperaturen schwanken zwischen 38 und 39°. Puls 120. Sputum 120 bis 140 ccm. Tuberkelbacillen (Gaffky III). Gewicht 62 kg. Da im Laufe der zwei folgenden Monate der Zustand sich nicht besserte, wurde am 26. Mai ein künstlicher Pneumothorax angelegt. Nachfüllung am 7. Juni. Die unteren Partien der erkrankten rechten Lunge ließen sich jedoch infolge starker Verwachsungen nicht komprimieren. 14. VI. 12. Operation. Resectio cost. IV bis X dextr. Lokalanästhesie. Hinterer Schrägschnitt. Es werden beträchtliche Stücke von der IV. bis X. Rippe reseziert. Guter Lungenkollaps. In der Höhe der V. Rippe sieht man wie die dicken Schwarten in die zarte Pleura übergehen. Die Kaverne liegt ziemlich cortical. In den ersten Tagen nach der Operation Temperatur unverändert. Vom 4. Tag an Rückgang des Fiebers. Die Temperatur hält sich 2 Wochen auf höchstens 37,5. Allgemeinbefinden befriedigend. Sputum geht herunter von 140 bis 120 auf 25 bis 60 ccm. 22. VI. 12. Wundheilung glatt. Im Juli etwas höhere Temperaturen und Sputumvermehrung. Anfang August geht Pat. nach Davos (Dr. C. Spengler). Laut Bericht hat sich der Zustand wesentlich gebessert I. K.-Behandlung. Temperatur 37 bis 37,5° abends. Hämoglobin 95 Proz. Sputum in den letzten 2 Wochen nur noch 30 bis 50 ccm. Tuberkelbacillen nach letzter Untersuchung nur ganz vereinzelt zu finden. Gewichtszunahme 6 kg. Schlaf, Appetit, Allgemeinbefinden gut. Lungenstatus: Relative Dämpfung über der rechten Lunge und linken Spitze. Über dem rechten oberen Lungenlappen vorn vesicobronchiales Atmen ohne Rhonchi. Über der IV. Rippe unklare Rhonchi, über der mittleren und vorderen Axillarlinie feine halbklingende Ronchi, die nach der Basis an Größe und feuchtem Charakter zunehmen. Hier seitlich überall vereinzelt Giemen. Atmen vesicobronchial. Über der rechten Spitze hinten Bronchialatmen, im Interscapularraum Vesicobronchialatmen, nach Husten Knistern. Rechts hinten unten Atmen broncho-amphor., klingendes Giemen und Knattern. Links vorn. scharfes Vesiculäratmen. Links hinten oben vesicobronchiales Atmen, im Interscapularraum von rechts fortgeleitetes Giemen. Über dem linken Unterlappen Atmen scharf vesiculär. Umfang des

Thorax über der Mamma rechts etwa $^1/_2$ cm weniger als links. **Erfolg:** wesentliche Besserung.

Nr. 30. Herr N., 25 Jahre, Offizier, Heimat Le Havre. **Diagnose:** Tuberculosis cav. pulm. dextr. **Anamnese:** Familiär keine tuberkulöse Belastung. Pat. giebt an, große Neigung zu Katarrhen der oberen Luftwege zu haben, auch soll die Stimme chronisch belegt gewesen sein. Im Juli 1910 erkrankte Pat. an Bronchitis, aber er erholte sich nach 2 Monaten wieder gut. Nach einiger Zeit erkrankte er aufs neue. Tuberkulinbehandlung. Er hatte damals schon hohe Temperaturen, die dann Anfang 1911 bis 39,5 abends stiegen. Der Appetit war gering und allmählich stellte sich allgem. Schwäche ein. Nachdem Pat. eine Zeitlang zu Hause bettlägerig gewesen war, siedelte er nach Davos-Platz über (Mai 1911). Dort war er immer zu Bett mit hohem hektischen Fieber bis über 39°. Schlechter Appetit und Schlaf. Nachtschweiße. Stuhlgang regelmässig. Urin ohne Befund. Sputummengen steigen bis 200 ccm. Tuberkelbacillen reichlich. Im Februar 1912 wurde der Versuch eines Pneumothorax gemacht, der jedoch nicht gelang. Am 8. IV. kam Pat. nach Zürich. Sein Zustand war etwas besser. Temperaturen durchschnittlich bis 38,5, mit einzelnen Anstiegen bis 39—39,4°. **Status:** Mittelgroßer, kräftig gebauter Patient mit gut entwickelter Muskulatur, frischem Aussehen, in gutem Ernährungszustand. Hals: Lymphdrüsen rechts wie links vergrößert und derber. Lungen: Thorax gut gewölbt, doch ist die rechte Infraclavicularpartie etwas flacher als die linke. Bei tiefer Inspiration scheint die rechte Thoraxhälfte im ganzen etwas zurückzubleiben. Die rechtsseitige Thoraxmuskulatur ist sichtlich stärker entwickelt als links. **Perkussion:** über der ganzen rechten Seite Schallabschwächung, besonders über der rechten Spitze und über dem Oberlappen hinten, vorn weniger deutlich. Links voller, sonorer Schall, über der Spitze vielleicht etwas kurz. **Auscultation:** Rechts über der Spitze lautes amphor. Atmen, unterbrochen von großblasigen Rasselgeräuschen, vorn in Höhe der II. bis IV. Rippe hinten bis Scapulaspitze; neben den Rasselgeräuschen vereinzelt Blasenspringen, das unmittelbar nach Hustenstößen verschwindet. Über dem Unterlappen hinten und dem Mittellappen vorn sowie in der Axillarlinie Atemgeräusch von unbestimmtem Charakter, dabei hinten reichlicher als vorn, mittel- und feinblasige Rasselgeräusche. Exspir. saccadierend, besonders hinten unten. Links über der ganzen Lunge, mit Ausnahme der Spitze, lautes Vesiculäratmen; über der Spitze, besonders in der Supraclaviculargrube rauher und mehr hauchend als gewöhnlich. Keine Rasselgeräusche. Das Röntgenbild zeigt eine pflaumengroße Kaverne im rechten Oberlappen; der ganze Oberlappen undurchsichtig. Vereinzelte schattige Partien auch im Mittel- und Unterlappen. Links nur über der Spitze etwas verdächtig. Intercostalräume rechts von normaler Weite. Herz: Töne rein; 2. Aortenton akzentuiert. Puls 90 bis 100. Temperatur morgens ca. 36,5, abends bis 38,5 bis 39,2°. Stuhl regelmäßig. Urin: kein Albumen, kein Zucker. Sputum 70 bis 80 ccm. oft bis 120, grobflockig. Bacillen +. Gewicht 71 kg. 28. VI. 12. **Operation.** Resect. cost. I. bis X. dextr. Lokalanästhesie. Hinterer Bogenschnitt. Die Resektion schwer, weil die Rippen von außergewöhnlicher Dicke und Härte sind. Die Pleura in den untersten Partien dünn, bleibt intakt. Oben ist sie stark verdickt. Die Länge der resezierten Stümpfe beträgt durchschnitttlich 10 unten, 3 ccm oben. Nachdem die obersten Rippen weggenommen sind, sieht man, wie die Lunge, besonders der Oberlappen, zusammenfällt und wie die vorderen Rippenstümpfe abwärts sinken. Muskel- und Hautnaht. Gummidrain. Operationsdauer 35 Minuten. Pat. hat den Eingriff sehr gut überstanden. Abends Atmung oberflächlich und frequent. Puls 110. Zeitweise Sauerstoffinhalationen wegen eintretender Dyspnoe. Puls und Temperatur steigen schon am nächsten Tag auf 120 resp. 39,4°. Puls weich, leicht unterdrückbar. — Digalen. Die ersten 5 Tage bleiben Puls, Temperatur und Respiration hoch — der Zustand ziemlich ernst. Schlaf sehr schlecht. Quälender Reizhusten. Sputummenge recht hoch, 180 bis 300 ccm. Vom 6 bis 8. Tage fröstelt Pat. leicht — die Temperatur hält sich stundenlang in Höhe von 38,6°, um dann wieder ziemlich steil unter gewaltigem Schweißausbruch zu sinken. Pat. ist sehr unruhig, phantasiert stark und hört vielfach Stimmen (dies soll er nach Angabe seiner Eltern früher auch schon gehabt haben). Der Puls hält sich zwischen 100 bis 120. Die Herztätigkeit ist sehr unregelmäßig. Wunde nicht infiziert; aber die Fäden haben fast alle durchgeschnitten. Drain wird zur Sicherheit noch gelassen. Am 6. VII. verschlimmert sich der Zustand plötzlich: der Puls bleibt trotz Campher und Digalen klein, bisweilen fadenförmig, 120. Die Temperatur ist um 39,6°. Pat. äußerst unruhig, will aus dem Bett. Gegen Morgen sinkt innerhalb $^1/_2$ Stunde die Temperatur unter Schweißausbruch auf 37° und der Puls von 120 auf 48; kalter Schweiß, Resp. jagend, oberflächlich. Pat. erhält sofort eine intravenöse Kochsalzinfusion, 600 ccm, die vorübergehende Besserung bringt. Nach ca. 3 Stunden steigt Temperatur unter Frösteln wieder auf 38,2° und der Puls auf 120. Eine Untersuchung der Lungen ergibt: linke Lunge intakt, rechte Lunge nichts Neues. Im Laufe des Tages erholt sich Pat. etwas, ist aber immer noch recht unruhig, hört tadelnde Stimmen, beschuldigt sich verschiedener Schlechtigkeiten. Während der zweiten Woche ist der Zustand immer noch sehr kritisch; Resp. zuweilen 40 und mehr, schwankende Temperatur mit raschem Abfall und raschem Aufstieg, Schweißausbrüche beim Abfall des Fiebers. Puls 100 bis 120. Ab und zu wird der weiche Puls plötzlich kräftig, langsam und äußerst unregelmässig in seiner Schlagfolge. Dieser Zustand dauert einige Minuten, worauf dann wieder ziemlich plötzlich der Puls seinen früheren Charakter annimmt. Dieses Phänomen des verlangsamten Pulses tritt bis gegen 10 mal in 24 Stunden auf. Pat. ist klar, hört aber immer noch Stimmen. In der 3. Woche Zustand unverändert. Die Scapula hat sich sehr gut unter die Rippenstümpfe gelegt. In der 2. und 3. Woche einige Male blutiges geballtes Sputum. In der 4. Woche beginnt der Puls zu sinken. Pat. fühlt sich wohler. In der 5. bis 8. Woche erholt sich Pat. zusehends. Der Auswurf sinkt konstant und beträgt in der 8. Woche nur noch ca. 30 ccm. Die Temperatur beträgt 36 bis 37,8°. Puls 80 bis 88. Resp. 20 bis 25. In der 8. Woche steht Pat. zum erstenmal auf. Psych. Verhalten: Pat. ist tief deprimiert; er ist unruhig und hört wieder deutlich Stimmen. 28. VIII. Röntgenbild zeigt sehr erhebliche Verschmälerung der ganzen rechten Seite und Zunahme der Undurchsichtigkeit. Die rechte Lunge ist kaum lufthaltig. Kaverne noch oben zu sehen, aber wesentlich abgeplattet und als kleine Tasche zu sehen. Sputumuntersuchung zeigt am 8. IX. keine Tuberkelbacillen mehr. Weiterer Verlauf in bezug auf die Lunge günstig. Sputum nur noch 5 bis 15 ccm pro die. Temperatur nicht mehr über 37 bis 37,3° rectal. Psychischer Zustand immer noch aufgeregt. **Erfolg:** Wesentliche Besserung.

Nr. 31. Frl. E-h , 23 Jahre, Posen. **Diagnose: Tuberculosis pulm. sin.** Anamnese: Keine hereditäre Belastung. Im Herbst 1907 leichter Lungenkatarrh mit Husten. Durch eine Luftveränderung verschwand der Husten allmählich, um im Dezember 1908 von neuem in Erscheinung zu treten. Nach einer kürzeren Kur fühlte sich Pat. ganz wohl; da aber der Arzt eine ernstliche Erkrankung der linken Lunge konstatierte, begab sie sich im Oktober 1909 nach Davos (Dr. Wolfer), Dort anfänglich subfebrile Temperatur, die doch bald zur Norm zurückgeht. Befund: Ausgedehnte Erkrankung des linken Unterlappens. Pleuritische Residuen; starke katarrhalische Erscheinungen, feuchte und trockene Rasselgeräusche, die weit über das erkrankte Gebiet hinaus fortgeleitet hörbar sind und die das Bestehen einer Kaverne annehmen lassen. Über der linken Spitze leichte Schallverkürzung; Veränderung des Atemgeräusches im Sinne geringer Infiltration. Nur fortgeleitetes Rasseln. Rechte Lunge frei. Sputum anfangs gering, allmählich zunehmend bis 60 bis 80 ccm. Tuberkelbacillen in wechselnden Mengen vorhanden, auch elast. Fasern; Gewicht ziemlich konstant, 59 bis 60 kg. Da sich der Zustand nicht besserte und das Sputum zunahm, wurde Pat. 8 Monate lang mit Tuberkulin behandelt, ohne Erfolg. Die Sputummenge nahm zu. Im Oktober 1910 Pneumothoraxversuch (nach Brauer), der wegen Verwachsungen nicht gelang. Im Frühjahr Kur an der Riviera, im Sommer zu Hause. Im Oktober 1911 Rückkehr nach Davos. Befund: guter Allgemeinzustand. Kein Fieber. Sputum etwas vermindert, 40 bis 50 ccm. Kaverne im linken Unterlappen; Geräusche im allgemeinen geringer als früher; sie scheinen nur von der Kaverne auszugehen. Das der Kaverne benachbarte Gebiet ist hinsichtlich der Auscultationserscheinungen katarrhalisch kaum mehr affiziert. Nachdem während Monaten der Befund völlig stationär geblieben ist, entschließt sich Pat. zur Thorakoplastik. Das Röntgenogramm zeigt eine unregelmäßige begrenzte Kaverne, die zum größten Teil im Herzschatten in der Höhe der V. und VI. Rippe liegt und denselben etwas überragt. 11. VII. 12. Aufnahme in die Züricher Klinik. Status: Kleiner, kräftiger Körperbau, guter Panniculus. Keine Drüsen. Thorax gut gebaut. Oben keine Differenze zwischen rechts und links. In den unteren Partien links deutliche Schrumpfung; die Atemexkursionen sind dort geringer als rechts. Atmung nicht beschleunigt. Lungenbefund: Rechte Lunge ohne Befund Linke Lunge: vorne oberhalb der Clavicula leichte Dämpfung, die sich bis zur II. Rippe aufhellt, von der II. Rippe abwärts und speziell nach den seitlichen Partien hin zunimmt. Hinten oberhalb der Spina scap. mäßige Dämpfung; leichte Dämpfung im obersten Drittel des Interscapularaums, die nach unten zunimmt; unterhalb Angulus scap. intensive Dämpfung. In der unteren interscap. Region: Dämpfung mit Tympanie. Schallwechsel in der Höhe der 6. und 7. Brustwirbels. Vorn oben unter der Clav. unreines vesic. Insp., verlängertes gemischtes Exspir. Keine Rhonchi. Im II. Intercostalraum Vesiculäratmen. Vom III. Intercostalraum an nach unten abgeschwächtes unreines Atemgeräusch mit leisem, wie aus der Ferne kommenden trockenen Rasseln. Hinten oben vesic. Insp., verlängertes Exspir., mit von unten fortgeleiteten Ronchi. In der Mitte der interscap. Region Bronchialatmen mit groben klingenden und halbklingenden knackenden Ronchi. Im unteren Drittel der interscap. Region amphor. Atmen und spärliche, meist grobe, klingende und metallisch klingende, blasige Rasselgeräusche. Unterhalb des Angulus scap. nimmt die Intensität des Atemgeräusches ab und hat amphor. bronchialen Charakter. Nur im unteren Interscapularraum sind noch einige klingende Rasselgeräusche hörbar. Verschieblichkeit des linken unteren Lungenrandes hinten und seitlich sehr gering, rechts normal. Herz in toto nach links verschoben. Herztöne rein. Puls 60 bis 70, kräftig. Sputum 70 ccm; reichlich Bacillen. 13. VII. Operation. Resectio cost. IV. bis X sin. Lokalanästhesie. Hinterer Bogenschnitt, Pleura stark verdickt. Nach Abtragen der Rippen retrahieren sich die unteren Lungenpartien stark. Muskelnaht. Drain. Kompressionsverband. Operationsdauer 18 Minuten. Der Eingriff wird gut überstanden. Puls nach der Operation 80, regelmäßig, etwas schwach. Guter Verlauf in den zwei ersten Tagen. Am dritten Tag Temperatur bis 40°. Puls 130, Atmung 34. Keine Dyspnoe. In der folgenden Zeit sinken Puls und Temperatur zur Norm. Die Atmung wird ruhiger und tiefer. Die Kräfte nehmen zu. In ein paar Wochen ist Pat. fieberfrei. Die Sputummengen. die kurz nach der Operation bis 120 ccm pro Tag betragen hatten, sinken auf 25 ccm. Entlassung nach Davos: Nach vorliegendem Bericht geht es der Pat. gut. Sputum 25 bis 30 ccm, nicht mehr eitrig, mehr schleimig-glasig; enthält viel weniger Tuberkelbacillen. Gute Eindellung über dem linken Unterlappen. Allgem. Zustand gut. Temperatur normal. **Erfolg:** Trotz der kurzen Zeit nach der Operation schon wesentliche Besserung. Weitere Besserung zu erwarten.

Nr. 32. Frau B., 35 Jahre, Zürich. **Diagnose: Tuberculosis pulm. sin.** Anamnese: Familienanamnese o. B. Mit 4 Jahren Lungenentzündung. Nach der ersten Geburt (mit 25 Jahren) machte Pat. eine linksseitige Lungen- und Brustfellentzündung durch. Seither immerwährend wechselnde Schmerzen in der unteren linken Brustregion. Als Pat. vor 5 Jahren wieder schwanger wurde, mußte im 4. Monat wegen Intestinalbeschwerden und einem rechtsseitigen Spitzenkatarrh die künstliche Frühgeburt eingeleitet werden. Im Aug. 1910 stärkerer Husten, oft von krampfartigem Charakter. Schmerzen in der linken Brusthälfte neben der Wirbelsäule. Pat. nahm an Gewicht viel ab. Sie machte verschiedene Kuren. Der Auswurf verlor sich allmählich, der Husten nahm ab, aber die Schmerzen dauerten fort und wurden sogar in den letzten Wochen stärker. Tuberkelbacillen nicht gefunden. Von Zeit zu Zeit (ca. 4- bis 6wöchentlich) plötzliche Temperaturerhöhung bis 39° und eitriger Auswurf, die jeweilen etwa 1 Tag dauert. Ein Pneumothoraxversuch wurde wegen sicheren Verwachsungen nicht gemacht. Aufnahme in der Züricher Klinik am 10. VIII. 1912. **Status.** Grazilier Körperbau. Fettpolster minimal — Muskulatur atrophisch. Pat. scheint hochgradig nervös zu sein, hat am Kopf und Körper einzelne schmerzhafte Stellen, ohne objektiven Befund (Hysterie?). **Thorax.** Linke Thoraxseite leicht eingesunken und abgeflacht, schleppt bei Atmung nach. Linke Schulter steht etwas tiefer als rechte. Transversaldurchmesser links unten 2 cm kleiner als rechts. Die Wirbelsäule zeigt im Brustteil eine unbedeutende Rechts-Skoliose. Bei tiefem Atmen lebhafte Schmerzen in den hinteren und seitlichen Brustpartien. Pat. atmet deshalb oberflächlich. **Perkussion:** Rechts überall normaler Schall; untere Lungengrenze vorn im V. Intercostalraum, hinten am Proc. spinos. XI. Respiratorische Verschieblichkeit vorn und hinten gut. Links vorne leichte Dämpfung. Hinten in den oberen Partien deutlich verkürzter Schall und leichte Dämpfung, die nach unten an Intensität zunimmt, ohne eine absolute zu werden. Untere hintere Grenze unbestimmt, etwa auf der Höhe des Proc spin. X; respiratorische Verschieblichkeit gering. Auscultation: Rechte Lunge oben saccadiertes Inspirium und unbestimmtes Exspirium keine Rasselgeräusche. Linke Lunge: vorn saccadiertes Inspirium, ab und zu Rhonchi sibilantes. Hinten über den oberen Partien saccadiertes In- und unbestimmtes Exspirium, kein Rasseln; hinten über der unteren Partie verschärftes saccadiertes Inspirium, fast bronchiales Exspirium, reichliche R. sibilantes und pleurales Knarren. Herz nicht vergrößert. Töne rein. Kein Auswurf. Puls 86. Temperatur 37,6° (in Axilla). Das Röntgenbild zeigt einen Schatten über dem linken Unterlappen und Retraction desselben. 12. VIII. 1912. Operation Resect. cost. VI bis X sin. Äther-Narkose. Bogenförmiger Schnitt, hinten unter dem linken Angulus scap. beginnend nach unten und vorn über die X. Rippe verlaufend. Resektion von ca. 10 cm langen Stücken aus der VI. bis X. Rippe. Pleura dick und undurchsichtig. Guter Lungenkollaps. Operationsdauer 9 Min. Wundverlauf glatt. Die Eindellung nimmt nach der Operation bedeutend zu. Pat. gibt an, daß sie viel leichter und schmerzfrei atme. Temperatur normal. Kein Husten mehr. Kein Sputum. **Erfolg: Geheilt.**

Nr. 33. Herr R., Oberlehrer, 49 Jahre, aus Sontheim. **Diagnose: Tuberculosis pulm. dextr.** Nebenbefund: Diabetes mellitus leichten Grades. Anamnese: Familienanamnese o. B. Früher nie krank. Seit 4 Jahren leidet Pat. jeden Winter an leichter „Bronchitis". Im März 1911 hustete er stärker und lag etwa 14 Tage im Bett; nachher tat er wieder Dienst. Anfang Juni 1911 spuckte Pat. zum ersten Male wenig Blut. Er stellte darauf seine Tätigkeit ein. Kur in Baden-Baden. Wegen einer rechtsseitigen Spitzenaffektion Aufenthalt in Davos von Sept. bis Nov. 1911; Husten und Auswurf verlor sich hier völlig. Im Febr. 1912 während 2 Tagen wieder Blut im Sputum. Dies wiederholte sich nachher ca. alle 4 Wochen. Letzte Blutung von 5. bis 7. VII. Seit Jahren etwas Zucker im Urin. Status: Mittelgroßer, korpulenter Mann. Gute Gesichtsfarbe. Leichte Pharyngitis. Stimmbänder gerötet. Thorax faßförmig, ziemlich starr; schlaffe Brustmuskulatur. Rechte Brustseite etwas retrahiert, doch nicht eingesunken; bei der Atmung kaum ein Unterschied zwischen rechts und links. Perkussion: Links vorn normaler Lungenschall. Rechts vorn bis etwa zur III. Rippe deutliche Dämpfung; die sich nach abwärts aufhellt. Untere Lungengrenze in der Mamillarlinie am oberen Rand der VI. Rippe. Links hinten normaler Lungenschall. Rechts hinten oben bis etwa zum Proc. spinos VI leichte Dämpfung, von da abwärts normaler Lungenschall bis etwa zum Proc. spin. XI. Respiratorische Verschieblichkeit rechts wie links ca. 2 cm. Auscultation: Links normales vesiculäres Inspirium, unbestimmtes Exspirium. Keine Rasselgeräusche. Rechts über den gedämpften Partien, namentlich nach Hustenstößen, zahlreiche feuchte, im II. und III. Intercostalraum direkt neben Sternum, auch klingende mittel- und großblasige Rasselgeräusche. In den nicht gedämpften unteren Partien vereinzelte Ronchi. Inspirium vesiculär, unbestimmtes verlängertes Exspirium. Im Bereich der klingenden Rasselgeräusche hat das Inspirium bronchialen Beiklang. Herztöne leise, rein. Das Röntgenbild bestätigt den erhobenen Befund: Linke Lunge intakt. Die rechte Lunge zeigt starke Trübung in den oberen Partien, leichtere Schatten in den unteren Teilen. Größere Kavernen sind auf dem Röntgenbild nicht zu sehen. Sputum: 160 bis 185 ccm pro Tag Die Exspektoration geht verhältnismäßig leicht von statten. Farbe des Sputums gewöhnlich grau, ohne Blutbeimengung. Geruch fade. Massenhaft Leukocyten. 2 bis 3 Tuberkelbacillen pro Gesichtsfeld. Urin enthält wenig Zucker und Eiweiß, keine Cylinder, keine Leukocyten. Tagesmengen: 1400 bis 3200 ccm. Puls 80 bis 100. Temperatur subfebril. Pat. liegt immer zu Bett. Viermal Blut im Sputum (höchstens 5 ccm auf einmal). Das Blut war immer mit den Sputumballen vermengt, nie freies Blut. 10. VIII. 1912. Operation. Resect. cost. VI bis X. Lokalanästhesie. Hinterer Bogenschnitt. Resektion von 4 bis 6 cm langen Stücken aus den Rippen. Rippen außergewöhnlich breit und dick; dicke Pleuraschwarten, die aber gut einsinken. Kompressionsverband. 14. VIII.

Allgemeinbefinden zufriedenstellend. 20. VIII. Nähte entfernt. Wunde bis auf kleine oberflächliche Defekte an einzelnen Stichkanälen glatt geheilt. Gute Einziehung. Sputummenge steigt konstant. Heftiger Hustenreiz. Schmerzen im Larynx. Mäßige Schwellung und Rötung der oberen Larynxabschnitte und des regionären lymphatischen Gewebes; Stimmbänder intakt. Stimme rauh und stark belegt. An der Außenseite der rechten Beckenschaufel eine ca. hühnereigroße, leicht gerötete derbe Infiltration, ohne Fluktuation; sie bildet sich auf feuchtwarme Umschläge zurück. Schmerzhaftigkeit mäßig. 28. VIII. Allgemeinbefinden gut. Sputum durchschnittlich 160 bis 200 ccm. Pat. steht fast den ganzen Tag auf. Immer noch starker Hustenreiz und mäßige Schmerzen im Larynx. Linke Lunge frei. Rechts vereinzelte Rasselgeräusche, die fortgeleitet sein können; rechts oben Befund unverändert. Allgemeinbefinden gut. 3 IX. wird ins Sanatorium Wald entlassen. Hier nimmt der Kranke 8 Pfund zu. Das Sputum geht auf ca. 60 ccm pro die zurück. **Erfolg:** Gebessert, ist zur II. Operation entschlossen. Darnach weitere Besserung zu erwarten.

Nr. 34. Fräulein K., 21 Jahre, Serviertochter, Zürich. **Diagnose: Tuberculosis pulm. cavernosa dextr. Anamnese.** Vom 17. Lebensjahre an bleichsüchtig und schwächlich. Im Winter 1910 Husten und Auswurf. 5 kg Gewichtsabnahme. Keine Nachtschweiße. Seit Mai 1910 Verschlimmerung. Der Auswurf nahm zu. Pat. mußte ihre Arbeit aufgeben. Der Arzt konstatiert eine Lungentuberkulose. Bacillen vorhanden. Behandlung zu Hause und in einem Sanatorium. Keine Besserung. Einmal leichte Hämoptoe. Im Nov. 1910 ging Pat. für $^1/_4$ Jahr nach Davos (Basler Heilstätte). Auch hier machte sie keine Fortschritte. Husten, Auswurf und Mattigkeit hielten an. Mehrmalige Pneumothoraxversuche. Danach jedesmal Fieber und Mattigkeit. Keine Abnahme des Auswurfs. II. 1911 Entlassung nach Hause. V. 1912 Aufnahme im Sanatorium Wald (Dr. Staub). Auch hier keine wesentliche Besserung. Abendtemperatur 37,6 bis 39⁰. Sputum 60 bis 80 ccm mit zahlreichen Tuberkelbacillen. Gewichtsabnahme von 7 kg. In letzter Zeit Diarrhoen. **Status:** Mittelgroß, zart gebaut. Wangen leicht gerötet. Haut dunkel pigmentiert. Trommelschlägerfinger. Mäßiges Fettpolster. Gewicht 69$^1/_2$ kg. Keine Drüsenschwellungen. Bei der Atmung deutliches Nachschleppen der eingezogenen rechten Seite. Thoraxumfang in der Höhe der II. Rippe: Rechts 43 bis 43$^1/_2$ cm, links 45 bis 47 cm; 16 cm tiefer gemessen: rechts 44 bis 45 cm, links 47$^1/_2$ bis 48 cm. Über der ganzen rechten Lunge starke Dämpfung, im I. und II. Intercostalraum mit Tympanie, ebenso im Interscapularraum. Rechts vorne oben Bronchialatmen mit Amphorie bis zur IV. Rippe, von da abwärts abgeschwächtes bronchovesic. Atmen. Mäßig viele mittlere und gröbere klingende R. Rechts hinten überall amphorisch mit zahlreicheren groben klingenden R. Linke Spitze leicht gedämpft. In den oberen Partien bronchovesiculäres Atmen und grobe, zähe tonlose R., offenbar von rechts fortgeleitet. Im Unterlappen spärliche R. Das Röntgenbild zeigt links geringe Veränderungen. Das rechte Lungenfeld bildet einen dichten Schatten, in dessen oberer Hälfte mehrere Kavernen sichtbar sind, während die untere Hälfte ganz strukturlos ist. Sputum 70 bis 110 ccm, schleimig-eitrig. Tuberkelbacillen +, etwa 5 bis 6 pro Gesichtsfeld. Puls regelmäßig 80 bis 100. Herztöne rein. II. Pulmonalton akzentuiert. Keine Verschiebung des Herzens. 7. IX. **Operation. Resect. cost.** VI bis X sin. Lokalanästhesie. Hinterer Schrägschnitt. Aus Rippe VI bis IX wurden 10 bis 12 cm lange Stücke reseziert, aus Rippe X ein 5 cm langes Stück. Pleura sehr dick. Nach Abtragen der Rippen retrahierte sich die Lunge hiluswärts. Operationsdauer 9 Min. Der Eingriff wird gut überstanden. Temperaturen werden besser. Sputum nimmt bis auf 30 bis 40 ccm pro die ab. **Erfolg:** Geringe Besserung; ist zur II. Operation entschlossen. Weitere Besserung zweifelhaft.

Nr. 35. Fräulein Kl., 25 Jahre, Hotelangestellte, Wohnort Sarnen. **Diagnose: Tuberculosis pulm. lat. sin. Anamnese:** Schwere erbliche tuberkulöse Belastung. Mit 11 Jahren Diphtherie; sonst gesund. Im Okt. 1911 normale Geburt. Seitdem müde. Appetit schlecht. Gewichtsabnahme. Im Jan. 1912 Husten und Auswurf, Nachtschweiße und Fieber. Nach erfolgloser Behandlung zu Hause und im Spital Altdorf Eintritt ins Sanatorium Wald (Dr. Staub) I. 1912. Mattigkeit, Fieber und Nachtschweiße. Sputum 90 bis 120 ccm, enthält spärlich Tuberkelbacillen. Pneumothoraxversuch mißlang wegen Adhäsionen. Weitere Gewichtsabnahme. Zustand im übrigen ziemlich gleich. Von Zeit zu Zeit Atemnot. Temperatur subfebril. Status: Grazil gebaute, schlanke Person. Haut blaß, Gesicht etwas gerötet. Fettpolster spärlich. Mäßige Dermographie. In der Höhe des VIII. Dornfortsatzes neben der Wirbelsäule ein kleines Infiltrat im subkutanen Gewebe. Die linke Thoraxseite ist leicht abgeflacht und bleibt bei der Atmung zurück. Atmung 20 bis 25. Thoraxumfang auf der Höhe der III. Rippe rechts 42 (Exspir.), 43 (Inspir.) cm. Links 41 (Exspir.), 42 (Inspir.) cm. Linke Lunge: Über der Spitze mittelstarke Dämpfung gegen die Basis allmählich abnehmend. Links vorne oben Atmung vesicobronchial bis zur II. Rippe, wenige mittlere klingende Rh., ebensolche, aber tonlosere bis IV. Rippe. Links hinten oben Atmen broncho-vesiculär bis zum Angulus scap., von da abwärts vesico-bronchial. Auf der ganzen Seite reichliche in den oberen Partien gröbere klingende und halbklingende R. Keine Kavernensymptome. Rechte Lunge: Leichte Dämpfung vorn bis zur III. Rippe, hinten bis Ang. scap. Rechts vorne oben vesico-bronchiales Atemgeräusch bis zur II. Rippe. R. = 0. Rechts hinten oben broncho-vesiculäres Atmen bis zur Spina scap., vesico-bronchiales Atmen bis zur M. Über der mittleren Lungenpartie rauhes Atmen mit vereinzelten knackenden Geräuschen. Linke Lunge: Links hinten unten 2-fingerbreite intensive Schallverkürzung. Keine respiratorische Verschieblichkeit. Rechter unterer Lungenrand gut verschieblich. Sputum 50 bis 80 ccm, schleimig-eitrig, enthält Tuberkelbacillen, etwa 4 bis 5 im Gesichtsfeld, daneben viele Leukocyten. Temperatur abends bis 38°. Larynx o. B. Urin normal. Herztöne etwas dumpf, keine Geräusche. Puls voll, 80. Röntgenbild: Ganze linke Seite schattig. Im Oberlappen eine größere Einschmelzung, aber keine deutliche Kaverne. Rechts Spitze suspekt, in den mittleren Partien peribronchitische Prozesse. 7. IX.. Operation. Resect. cost. II bis X dextr. Lokalanästhesie. Hinterer Bogenschnitt. In gewöhnlicher Weise werden 4 bis 7 cm lange Stücke aus der II. bis X. Rippe reseziert. Muskelnaht. Hautnaht. Gummidrain. Operationsdauer 17 Min. Eingriff gut überstanden. In den ersten Tagen nach der Operation Zustand befriedigend. Guter Heilungsverlauf. Subjektives Wohlbefinden. — Die Scapula legt sich gut unter die hinteren Rippenstümpfe. Sputum geht konstant zurück. Temperatur sinkt. — Ein Monat nach der Operation Entlassung nach dem Sanatorium Wald. Temperatur seit ein paar Wochen normal. Sputum allmählich vermindert, die 10 letzten Tage war Pat. ganz sputumfrei. Allgemeinbefinden gut. Pat. hat seit der Operation 2 kg zugenommen. Im Sanatorium Wald weiter Besserung. Kein Sputum mehr. Weitere Gewichtszunahme. **Erfolg:** Erhebliche Besserung. Heilung wahrscheinlich.

Nr. 36. Frl. Z., 22 Jahre. **Diagnose:** Tuberculosis pulm. lat. sin. Pyopneumothorax. Anamnese Viele Lungenkranke in der Familie. In den Entwicklungsjahren war Pat. chlorotisch und zeigte Neigung zu Erkältungen. Beginn der jetzigen Krankheit vor 4 Jahren mit Husten und Auswurf. (Bacillen nachgewiesen Dezember 1907.) Pleuritis sicca links vorne oben. Seit Februar 1908 zur Kur in Davos (Dr. L. Spengler). Sputum 30 ccm. Tuberkelbacillen (Gaffky VI bis VII), elastische Fasern +. Wegen alllmählicher Verschlechterung des Zustandes (Fieber bis 39°) wird am 14. VIII. 1909 ein künstlicher Pneumothorax angelegt (Dr. L. Spengler und Dr. Neumann). Damaliger Befund: Über linker Lunge von oben bis unten Dämpfung. Rechts: normaler Schall. Links vorn oben zahlreiche mittlere und grobe, meist klingende Ronchi. Im I. Intercostalraum broncho-amphorisches Atmen. Über dem linken Unterlappen rauhes In- und verlängertes Exspirium. Mäßig viele mittlere trockene Ronchi. Rechts: keine Ronchi. Atmung vesiculär, aber rauh und leise. Durch den Pneumothorax wurde eine gute Lungenkompression erreicht. Im Anfang günstiger klinischer Verlauf. Ende März 1910 seröses Exsudat, das im Juli wieder resorbiert ist. Zustand gut bis Februar 1911. Dann Temperaturanstiege. Wiederum ein kleines seröses Exsudat im Pneumothoraxraum. Nachfüllung am 9. März. N = 150 ccm. Am 26. III. plötzlich Verschlimmerung mit hohen Temperaturen. Das Exsudat im Pleuraraum ist eitrig geworden. Durchbruch des Exsudats im Pneumothoraxraum in die Lunge oder Durchbruch der Spitzenkaverne in den Pneumothoraxraum? Nach einigen Tagen werden durch Punktion 200 ccm Eiter abgelassen. Im April Abendtemperatur oft bis 40°. Vom 5. bis 11. IV. werden täglich 10 bis 20 g Elektralgol in den Pleuraraum injiziert. Kein deutlicher Erfolg. Ende April 4mal Injektion von 50 ccm 1%/₀₀ Jodlösung. Temperatur geht allmählich herunter. Ende Mai Pleuritis sicca rechts mit vorübergehend gesteigerten Temperaturen. Der Zustand bleibt annähernd gleich Im Juli begibt sich Pat. zur Thorakoplastik nach Zürich. Status: Schlechter Allgemeinzustand. Puls 90—100, Temperatur bis 38—39° abends. Lungenbefund links: Vorn oben Atmen vesico-bronchial mit zahlreichen knatternden, in der Fossa infraclav. halbklingenden Rasselgeräuschen. Vorn unten Atmung rauh, Exspirium verlängert, Knattern nach Husten. Hinten ein Exsudat bis zum Angulus scap. Hinten oben Atmung leise, vesicobronchial. Großblasige Ronchi. Links vorn Perkussionsschall gedämpft-tympanitisch. Rechts: Atmen vesiculär, an der Basis hinten und vorn leise, rauh mit verlängertem Exspirium und feinen mittleren Ronchi. Auf dem Röntgenbild sieht man die Lunge als schmalen Schlauch neben der Wirbelsäule. Sputum 100—150 ccm pro die. 18. VII. 1911. Operation. Resect. cost. III bis VIII sin. Lokalanästhesie. Von einem axillaren Schnitt aus werden Rippen III bis VIII in einer Ausdehnung von 5 bis 11 cm reseziert. Während der Operation Kollaps. Nach der Operation klagt Patient über Schmerzen im Epigastrium (Dehnung von Lungen-Zwerchfellverwachsungen?), die zwei Wochen lang dauern, um dann mit einemmal aufzuhören. Die ersten Tage nach der Operation sind kritisch; dann bessert sich der Zustand. Wundheilung gut. (Aus dem Drain fließt etwas seröse Flüssigkeit; wahrscheinlich ist durch die Pleura hindurch leichte Infektion eingetreten.) Allgemeinzustand verhältnismäßig gut. Herztätigkeit ebenfalls. Temperatur in den ersten Wochen erhöht, bis 39°. Pat. wird am 3. VIII. nach Davos entlassen. Kein Erfolg. Sputum und Temperatur gleich wie vor der Operation. Anfang September kommt Pat. wieder nach Zürich. 5. IX. 1911. Operation. Resect. cost. I bis IV sin von vorne; II bis VII sin von hinten. Vorne hakenförmiger Schnitt; von diesem aus werden aus den Rippen I bis IV 2 bis 5 ccm lange Stücke entfernt. Hinten Wilmscher Schnitt. Rippen II bis VII werden in einer Ausdehnung von 3 cm reseziert. Zustand nach 1. Operation kritisch, dann glatter Verlauf. Temperatur nach der Operation nicht über 37,8°. Sputum nicht vermindert. Röntgenbild zeigt eine leichte Linksskoliose im Brustteil. Starke Verschmälerung der linken Seite. — Im Oktober fängt Temperatur wieder an zu steigen. Am 15. X. werden durch Punktion 200 ccm Eiter abgelassen. 16. X. 1911. Operation. Resect. cost. VIII sin. Drainage der Empyemhöhle. Rippe VIII wird in ziemlich großer Ausdehnung reseziert. Die Empyemhöhle streckt sich nach oben bis unter die Spina scapulae, nach unten bis zur Lungenbasis. Drainage derselben. Pat. erholt sich gut. Sie wird. fieberfrei, das Sputum geht auf 5 bis 0 ccm. herunter. Die Eiterung läßt langsam nach. Allgemeinzustand gut. Bei der Durchleuchtung sieht man die Lunge vollständig komprimiert als schmalen Schlauch der Wirbelsäule anliegend. Die Empyemhöhle ist noch nicht kollabiert. Geringe Sekretion. Um sie zu schließen, wird nochmals eine Operation vorgenommen. 14. XII. 1911. Operation. Resect. cost. III bis X. Langer Schnitt oben in der Paravertebrallinie beginnend, unten nach vorn bogenförmig auslaufend. Von Rippen III bis IX werden Stücke von 2,5 bis 10 cm Länge reseziert. Einige Tage nach der Operation steigt die Temperatur bis 38°, Anfang Januar 1912 ist sie wieder normal. Seitdem Sanatoriumskuren in Davos. Der Allgemeinzustand bessert sich laut Bericht des behandelnden Arztes (Dr. L. Spengler). Im März und April dann und wann leichte Temperatursteigerungen; seit Anfang Mai ist Pat. fieberfrei. Fast kein Husten mehr. Sputummenge seit Februar ca. 5 ccm. Körpergewicht nimmt langsam zu. Subjektives Wohlbefinden. Die Höhle hat sich immer mehr verkleinert, es besteht jetzt nur noch eine kleine, wenig secernierende Fistel. Lungenbefund Mitte August 1912. Links vorne oben bis zur III. Rippe ziemlich lautes vesico-bronchiales Atmen. Mittlere, besonders halbklingende Ronchi. Hinten von oben bis unten leises vesico-bronchiales Atmen, mäßig viele halbklingende mittlere Ronchi. Rechts vorne über der Spitze Atmen etwas leise, Inspirium ziemlich scharf. Exspirium wenig verlängert. Keine Ronchi. Vorn vom I. bis V. Intercostalraum vesiculäres Atmen, das nach unten zu leise und rauh wird. Nach Husten spärliches Knattern. Hinten überall vesiculäres Atmen. Über der Spitze etwas zu leise. Keine Ronchi. Untere Lungengrenze links vorn: unterer Rand der IV. Rippe, hinten VIII. Rippe. Herz etwas nach links außen oben verlagert. Spitzenstoß im IV. Intercostalraum 1 cm nach außen von der Mamillarlinie. Herztöne rein. November 1912. Kein Sputum mehr. Guter Allgemeinzustand. Temperaturen normal. Kommt zur Beseitigung der Empyemresthöhle wiederum in die Klinik. **Erfolg:** Ganz erhebliche Besserung. Heilung wahrscheinlich.

Nr. 37. Herr D., 22 Jahre, Kaufmann. **Diagnose: Tuberculosis cav. pulm. sin. Alte offene Empyemhöhle links.** Anamnese: Hereditär nihil. Beginn des Lungenleidens im Frühjahr 1909 mit Nachtschweißen und Müdigkeit, linksseitiger Brustfellentzündung mit Exsudat sowie Spitzenaffektion links. Pat. fieberte 3 Monate zu Hause. Ging im August nach Davos. Dort zuerst Entfieberung und bedeutende Besserung; nachher langsame Verschlechterung. Aufnahme im Sanatorium Clavadel (Dr. Frey) im Oktober 1910. Befund: Leichte Erkrankung der rechten Lunge in der Hilusgegend. Kaverne in der linken Spitze. Haupterkrankung im Unterteil des linken Oberlappens. Temperatur immer subfebril. Beständige Gewichtsabnahme. — Eine hinzutretende Lungenentzündung des linken Unterlappens brachte Pat. ziemlich zurück. Seit dieser Zeit immer bettlägerig. Im Februar 1911 künstlicher Pneumothorax links, der etwa 5 mal nachgefüllt wurde. Die Temperatur ging erst etwas herunter. Dann plötzlich im April Brustfellentzündung links mit nachfolgendem Empyem. Die Probepunktion ergab Exsudat mit zahlreichen Streptokokken. Das Empyem wurde innerhalb eines Monats 4 mal punktiert; bei der letzten Punktion entleerte man 3 Liter Eiter. Am 9. V. wurde dann links hinten unten eine Rippe reseziert. Drainage des Empyems. Den ganzen Sommer Befinden ordentlich. Temperatur um 38°. Körpergewicht steigt langsam. Die Sekretion aus Fistel ist sehr stark. Bei Durchleuchtung zeigt sich die Empyemhöhle sehr groß. Bald darauf zweite Lungenentzündung links, zu der sich auch eine trockene Rippenfellentzündung hinzugesellte. Zur selben Zeit Nierenentzündung mit starkem Albumingehalt des Urins. Die Empyemfistel sezerniert immer stark, weshalb Pat. nach Zürich im Januar 1912 zur Operation kommt. Temperatur immer erhöht bis 39,3 mit starken Remissionen. Status: Pat. im mittleren Ernährungszustand. Keine Cyanose. Trachea stark nach links verzogen. Thorax ist von vorne betrachtet asymmetrisch: Linke Thoraxhälfte stark eingesunken, beteiligt sich fast gar nicht an der Atmung. In der Ruhe keine Dyspnoe, wohl aber bei Bewegung. Bei der Perkussion ist die ganze linke Seite gedämpft. Klopfschall unter der Scapula immer deutlich tympanitisch, aber ohne Schallwechsel. Rechte Lunge gibt vorn etwas hypersonoren Schall; keine Dämpfung. Vordere Grenze verschieblich. Auscultation: Rechts vorne überall Vesiculäratmen ohne Rasseln. Hinten Atmungsgeräusch vesiculär, aber unrein, man hört in der Ferne feuchtes, nicht klingendes Rasseln; etwas deutlicher ist das Rasseln innerhalb der rechten Scapula; besonders stark außen neben Angulus Scapula. Links: In Supra- und Infraclaviculargrube kein Atmungsgeräusch, kein Rasseln. Man hört dort die Herztöne sehr laut und nahe. Links vorne außen viel feuchtes, nicht klingendes Rasseln und Knacken. Dadurch ist das leise, bronchovesiculäre Atmungsgeräusch nicht gut zu hören. Hinten überall viel klingendes Rasseln und Knacken. Atmungsgeräusch überall dadurch fast ganz verdeckt. Nur innerhalb der linken Scapula deutlich Bronchialatmen. Kein amphorisches Atmen. Rücken: Ziemlich starke Skoliose der Brustwirbelsäule nach rechts. Es findet sich eine Empyemfistel links hinten unten in der Scapularlinie, etwa in Höhe der IX. Rippe. Temperatur bis 39,3. Sputum 50 bis 60 ccm eitrig-schleimig, enthält reichlich Tuberkelbacillen und elastische Fasern. Herztöne rein, laut. Puls 128, weich, regelmäßig. 21. I. 1912. Temperatur auf Spülung etwas gesunken. Im Urin Spuren Albumin; im Zentrifugat Hyaline- und Epithelcylinder. 1. II. 1912. Die Empyemhöhle faßt 80 ccm und läßt sich leicht reinspülen. Die Lungenuntersuchung ergibt links die gleichen Verhältnisse. Rechts hinten unten bei dem rechten Angulus scapulae ziemlich großblasiges Rasseln. Atmungsgeräusch dort verschärft vesiculär. Am 2. II. 1912. Operation: Resect. cost. I bis VIII: Paravertrebralschnitt. Vor der Operation Empyemhöhle mit Kochsalzlösung gespült; das Drain durch einen Gazetampon ersetzt. Die Fistel mit Mosettig-Battist verklebt. Hautschnitt leicht konkav etwa 3 Finger breit links von der hinteren Mittellinie. Von der verklebten Fistelöffnung hält man sich fern. Man geht auf die VIII. Rippe ein. Abschieben des Periosts. Es gelingt nur sehr schwer, das Doyensche Respatorium hinter die Rippe zu führen, da die Rippen sehr einander genähert, etwas um ihre

Längsachse gedreht und stark dreikantig sind. Nachdem die VIII. Rippe reseziert ist gelingt bei den höheren Rippen diese Manipulation etwas leichter. Die Rippen sind spröde und brechen, wenn man sie stärker verzieht. Es werden Stücken von der VIII. bis der I. reseziert. Rippenschere. Gummidrain. — Muskelcatgutnähte in drei Etagen. — Hautnaht. Kompressionsverband. Temperatur sink anfangs nach der Operation, um dann wieder zu steigen. Wunde infiziert. Senkungsabceß. Incision. Abfall der Temperatur. 24. II. Ansteigen der Temperatur. Urin hämorrhagisch. Brustschmerzen rechts hinten unten, hier vermehrtes Rasseln. Die ihres Periostes entblößte Rippe in der Thorakotomiewunde liegt frei zutage. Die Gegend der X. und XI. Rippe ragt im Gegensatz zu ihrer Umgebung, besonders aber der oberen Partien, stark hervor.— Man entschließt sich, auch diese beiden Rippen zu resezieren. 16. III. II. Operation. Resct. cost. IX bis X. Keine Lokalanästhesie, leichte Chloroformnarkose. — Zwei Finger breit über der Thoracotomienarbe einen dieser parallelen Schnitte. Resektion zweier Rippen in einer Länge von etwa 8 cm. Hierbei wird die Empyemresthöhle eröffnet. Naht der Wunde, Drainage. Drain in die Empyemfistel, Verband mit Zinkpaste. Nach der II. Operation steigt Temperatur allmählich wieder. 23. III. Entleerung einer starken Eiterretention in der ersten Operationswunde. Danach allgemeines Sinken der Temperatur, morgens unter 37⁰. Abends aber noch 38,2 bis 38,5. 27. IV. Spülung der Empyemhöhle mit H_2O_2-Lösung. Körpergewicht nimmt zu. 10. V. Allgemeinzustand leidlich. Sputummenge steigt langsam an, Schmerzen hin und wieder rechts hinten unten. 21. V. Die Temperatur der letzten Tage durchschnittlich etwas tiefer als früher, Befund der rechten Lunge unverändert. Die Fistel der vorderen Brustwand secerniert geringer, die beiden hinteren nach wie vor immer noch stark. Drain. 9. VI. Röntgenaufnahme: Totalkollaps der linken Lunge. 10. VI. Leidlich Wohlbefinden. Sputum 60 bis 70 ccm. Linke Lunge: völlige Dämpfung gegen rechts: in Höhe der VI. Rippe hinten bronchiales Atmen mit feuchten Rasselgeräuschen (fortgeleitetes Trachealrasseln), sonst über der Spitze und dem Unterlappen keine Atmung oder nur unbestimmtes Atemgeräusch. Rechte Lunge: über Spitze Perkussionsschall verkürzt, bronchiales Atmen mit einzelnen mittelgroßblasigen Rasselgeräuschen. Über dem Unterlappen vorn wie hinten vesicobronchiales Atmen mit mittleren und feinblasigen Rasselgeräuschen. Die Fisteln bestehen noch, sezernieren aber nicht mehr so stark. Pat. wird nach Clavadel in Sanatoriumbehandlung entlassen 10. VI. Laut Bericht hat sich der Zustand nicht wesentlich verändert. Auswurf 50 bis 60 ccm. Temperaturmaximum 38,5⁰, Albumin 1 Proz. Gewicht geht langsam in die Höhe. Prognose wegen der Verschlechterung der rechten Lunge zweifelhaft, eher schlecht. **Erfolg:** Keine Besserung.

Nr. 38. Herr S., 32 Jahre, Spengler, Heimat Appenzell. **Diagnose: Tuberculosis pulm. praecip. dextr. Empyema lat. dextr. Anamnese:** Familienanamnese ohne Belang. Immer gesund bis November 1906, damals erkrankt mit Müdigkeit, Husten, Fieber. Bald darauf plötzliche Entleerung von $^1/_4$ Liter fast reinen flüssigen Eiters. Untersuchung im Spital (Paris) ergab eitrige Brustfellentzündung mit Pneumothorax und Lungenkatarrh. Die ganze Zeit hohes Fieber bis 40⁰ und stets eitriger Auswurf. Keine Bacillen. Nach $^1/_2$ Jahr Heimreise (September 1907). Punktion durch den Arzt ergab Eiter. Immer Fieber, Puls 140 bis 180, schlechter Allgemeinzustand. Im Januar 1909 nochmalige plötzliche Entleerung von dünnflüssigem Eiter durch den Mund, ca. $^1/_2$ Liter. Dann Operation (Spital in Teufen) Resect. cost. VII dextr. Pleurotomie, $^3/_4$ Liter Eiter entleert. Das Allgemeinbefinden verbessert sich danach. Verminderung des Hustens, Fieberabfall. Tuberkelbacillen —. Seither immer offene Fistel. Weil diese keine Tendenz zum Schließen zeigt, wird im Mai 1909 Rippe VIII reseziert. Ohne Erfolg. Im November 1909 Resect. cost. IV bis VIII durch Dr. Wiesmann, Herisau. Während dieser Zeit kein Husten. Pat. war $^1/_2$ Jahr arbeitsfähig. Dezember 1910 wieder Fieber und Auftreten einer Dämpfung links unten. Probepunktion ergibt nichts, das Fieber ging allmählich wieder vorüber. Von März 1911 bis über Sommer war Pat. wieder teilweise arbeitsfähig, hatte aber immer Husten und Auswurf. Dieser war von zweierlei Art: oft tagelang wenig, mehr schleimig, dann plötzlich wieder massenhaft, rein eitrig. Letzteres meist beim Aufstehen, beim Niederliegen und besonders bei linker Seitenlage. Auswurf 200 bis 300 ccm. Keine Tuberkelbacillen. Temperatur lange Zeit normal. Aufnahme in Sanatorium Wallenstadtberg (Dr. Schönholzer) Dezember 1911. Status dort: Allgemeinbefinden ordent-lich. Temperatur meistens normal, zeitweilen bis 38° abends. Auswurf eitrig, geruch-los, zeitweise sehr viel, oft 100 ccm auf einmal; bis 250 ccm pro die. Tuberkelbacillen und elastische Fasern vorhanden. Ursprung des Eiters bleibt trotz Punktionen und Durchleuchtung unklar. Angenommen wird Bronchiektasie oder Empyem mit Bron-chus kommunizierend. Lungenstatus: Rechte Lunge: vorne Dämpfung mit Tym-panie bis II. Rippe, abwärts zunehmende Dämpfung bis zur absoluten. Oben Bronchial-atmen, das von III. Rippe ab immer mehr verschwindet. Bis zur III. Rippe mittlere halb klingende Ronchi. Hinten relative Dämpfung bis Proc spin. VII, weiter abwärts ab-solute. Dämpfungsgrenze nicht verschieblich. Supra spinam broncho-amphor.-Atmen, bis unteres Drittel bronch.Atmen. Über der Zone absolute Dämpfung leises bronch.-amphor. Atmen. Bis Angulus mittel- und feinblasige klingende Ronchi. Linke Lunge: emphysematös. Leichte Dämpfung oben bis II. Rippe, hinten bis Mitte Scapul. In-spirium unrein, Exspirium verlängert. Oben spärlich feinblasige, halbklingende Ronchi. Lungengrenze überall verschieblich. Zur eventuellen Deckung der Empyem-resthöhe wird Pat. in die Züricher Klinik verlegt. Status dort wie früher. Das Röntgenbild zeigt gute Eindellung in der rechten Seitenregion. 2 Kavernen deutlich im rechten Oberlappen. Eine große undurchsichtige Partie in der Seitenregion vom Lungenbasis bis IV. Ronchi, nach oben sich verschmälernd. Die Rippen liegen ein-ander sehr eng an. Größere Schatten in der linken Spitze. 13. II. 12. Operation. Lokalanästhesie. Resect. cost. I. bis IX. Langer hinterer Bogenschnitt. Die Rippen liegen in so dicken festen Schwarten eingebettet, daß eine typische Resektion nicht vorgenommen werden kann. Es ist ein fester fast knochenharter Panzer vorhanden. Mittels Meisseln, Messer und Scheere werden Rippen und Schwarten entfernt. Keine nennenswerte Retraction. Pat. übersteht den Eingriff sehr gut. Am 2. Tag steht er auf. Keine Temperatursteigerung. Keine Pulsvermehrung. Keine Verbesserung und keine Abnahme des Auswurfs. Deshalb 8. III. 12. nochmalige Operation. Schnitt in alter Narbe. Die dicken Schwarten werden mit Messer herausgeschnitten. In der Axillarlinie eröffnet man eine Empyemhöhle von ziemlicher Größe. Von dieser Öffnung aus wird mit Kornzange in die Empyemhöhle eingegangen und die Empyemhöhle in ihrem tiefsten Punkt nach außen drainiert. In die erste Öffnung kommt ein Tampon. Verschluß der Wunde. Nach der Operation hört der Auswurf gänzlich auf, es besteht höchstens noch 5 ccm. Allgemeiner Zustand sehr gut. Keine Dyspnoe. Allmählich steigt aber die Temperatur und der Puls wird schnell, unregel-mäßig und schwach. Keine Retention in der Höhle. Spülungen mit Wasserstoff-superoxyd. Temperatur bis 39,5° Das Rasseln über der linken Spitze hat jetzt zu-genommen. Es stellt sich Atemnot ein, wahrscheinlich Pneumonie im rechten Unter-lappen. 20. III. 12. Exitus. Sektionsprotokoll. (Prof. Busse, Path. Inst.) Rechte Lunge an der Wirbelsäule und Thoraxwand stark verwachsen, unten und vorne doch ab-getrennt durch eine Empyemhöhle, die von einer dicken Schwarte umgeben ist. Rechte Lunge selbst ist vollkommen geschrumpft und besteht im Oberlappen nur noch aus einem System von erweiterten Bronchien, einer walnußgroßen Höhle und sehr derben narbigen Partien. Im Unterlappen ist noch etwas Lungengewebe zu erkennen. Der unter-ste Teil der Lunge enthält noch käsige Hepatisation, umgeben von einem Saum von roter Hepatisation. Kleine Kommunikation der Empyemhöhle mit der Lunge. Die Operationsränder der Rippen sind mächtig verdickt und tragen Auftreibungen auf ihren Enden. Linke Lunge an der Spitze mit der Brustwand verwachsen. Spitze ganz binde-gewebig. Keine käsige Herde, aber einige Tuberkelknötchen. Auch im Unterlappen einige feste Herde. Diese sind fibrös, in der Nachbarschaft einzelne Tuberkel. Lunge hypertrophisch. Herz vergrößert, namentlich die rechte Hälfte, und dilatiert, etwass über die Mittellinie nach rechts übergezogen. Erfolg: Pat. geht im Anschluß an die Empyemeröffnung an Infektion zugrunde.

Nr. 39. Herr H., 27 Jahre, Heimat England. Diagnose: Tuberculosis cav. pulm. dextr. Pyopneumothorax lat. dextr. Anamnese: Pat. stammt aus tuber-kulös belasteter Familie. Beginn der jetzigen Erkrankung vor 5 Jahren mit Husten, Aus-wurf und großer Mattigkeit. Der Zustand verschlechtert sich trotz verschiedener Kuren. Vom Herbst 1908 Kurgebrauch in Davos-Clavadel (Dr. Frey). Andauernd hohe Temperatur. Dann Eintritt ins Sanatorium Schatzalp, Davos (Dr. L. Spengler und Ed. Neumann). Bei Anlegen eines rechtsseitigen Pneumothorax fast sofortiges Sinken der Temperatur auf 36,5° im Mittel, sowie Ansteigen des Körpergewichts. Auswurfsmenge geht von 150 auf 40 ccm zurück. Der Pat. geht nach Hause. Im Winter 1910 bis 1911 jedoch Exsudat im Pneumothoraxraum. In Anschluß an Punktion, Januar 1912, trat hohes Fieber auf. Diagnose: Pyopneumothorax. Pat. tritt wieder in Behandlung von Dr. L. Spengler. Bei der Druckprüfung wird eine Kommunikation durch die Lunge nach außen festgestellt. Das große eitrige Exsudat wird dreimal abpunktiert und es werden kleine Mengen Jod in die Pleurahöhle injiziert. Da sich der Zustand nicht bessert, entschließt man sich zur Ausführung einer Thorakoplastik. Eintritt in der Züricher Klinik 28. IV. 1912. Status: Großer, schlank gebauter Mann von bleicher Gesichtsfarbe in schlechtem Ernährungszustand. Fettpolster geschwunden. Die rechtsseitigen Halsdrüsen vergrößert. Lungen: Perkussion ergibt Schallverkürzung über der ganzen rechten Seite, hinten vom Scapularwinkel abwärts eine absolute Dämpfung bis in Höhe des X. Wirbels; seitlich vom IV. Intercostalraum abwärts und vorne von V. Rippe abwärts, desgleichen absolute Dämpfung. Auskultation: Über dem rechtem Oberlappen bronchiales Atmen mit etwas fernklingenden, großblasigen Rasselgeräuschen, hinten wie vorn. Entsprechend der absoluten Dämpfung kein Atemgeräusch über Mittel- und Unterlappen. Links: über dem Oberlappen rauhes In- und Exspirium, vesikobronchiales Atmen mit vereinzelten rauhen Ronchi. Über dem Unterlappen vesikuläres Atmen, ganz vereinzelt kleine Ronchi. Lungengrenze rechts hinten wenig verschieblich. Herz: nach links innerhalb der Mamillarlinie rechts 2 Querfinger nach rechts vom rechten Sternalrand; Aktion sehr lebhaft. Töne über Mitralis und Pulmonalis unrein, kein ausgesprochenes Geräusch. 2. Pulm.-Ton klappend. Puls weich, zuweilen flatternd, zwischen 115 und 132. Sputum bis zu 250 ccm, große eitrige Ballen. Temperatur abends bis 38°. Punktion rechts hinten unten. Es werden 600 ccm eines grüngelben Eiters entleert; hinterher Wohlbefinden; tags darauf nur $^1/_8$ Sputum. Temperatursteigenugen an beiden folgenden Tagen, Puls frequenter. 6. V. 12. Operation. Resect. cost. VI. bis VIII. Novocainanästhesie, Hinterer Schrägschnitt; es werden entfernt Rippe VIII, dann Rippe VII, dabei wird die Pleura, die sehr morsch ist, eröffnet, die Perforationsstelles wird übernäht. dann wird noch Rippe VI entfernt. Sämtliche Rippen sind ungefähr in einer Ausdehnung von 10 cm reseziert. Gummidrain — Hautmuskelnaht — Heftpflasterzugverband. Nach Operation ein langsam vorübergehender Kollaps (140 Puls, 36,4° Temperatur); dann folgen ruhige Tage. 10. V. Zustand bis heute recht befriedigend. Temperatur normal. Atmen ohne Beschwerden. 12. V. Pat. hat rasch zunehmende Dyspnoe und muß Sauerstoff bekommen. Über dem Exsudat ist tympanitischer Schall, Pyopneumothorax. Durch Punktion wird Eiter entleert. Die Atembeschwerden verringern sich bedeutend. Temperatur 39,5 abends. Puls 122. 13. V. Nachmittags wieder starke Dyspnoe. Man entschließt sich von Thorakoplastikwunde aus die Pleura hinten unten zu öffnen. Es entleert sich 300 bis 400 ccm mit großen Luftblasen gemischtes Eiter. Abschließender Verband. Pat. fühlt sich besser. Am Abend geht Puls in die Höhe (140). Dyspnoe doch gering. Subjektives Wohlbefinden. Plötzlicher Exitus. Sektionsprotokoll. Lungenbefund: Nach Wegnahme des Sternums sinkt die linke Lunge nur wenig zurück, die linke Pleurahöhle enthält ca. 80 ccm klarer gelblicher Flüssigkeit; die rechte Pleurahöhle ist fast vollständig leer; die Pleura ist ca. 1 cm dick; die rechte Lunge ist vollständig luftleer und an die Wirbelsäule gedrückt Die linke Lunge besitzt einen spiegelnden Pleuraüberzug; auf dem Durchschnitt ist sie graurot und besonders im Unterlappen mit gerstekorngroßen, teilweise zu Gruppen geordneten grauweißen Knötchen übersät. In der Umgebung der Knötchen ist die Lunge luftleer, rot; im Durchschnitt körnig; die Bronchien enthalten etwas zähen, glasigen Schleim. Die rechte Lunge ist vollständig luftleer und auf ein ca. 12 cm langes und 2 bis 4 cm dickes Gebilde reduziert. Die Bronchien enthalten gelbgrünen, schleimigen Eiter, die Schleimhaut ist blaurot. Der Bronchus des Oberlappens führt in eine ca. hühnereigroße Kaverne mit glatter Wand. Diese weist mehrere bis 5-rappenstückgroße Öffnungen auf, die in die Pleurahöhle führen. Herz bedeutend vergrößert; im Pericardialraum 40 ccm einer gelblichen Flüssigkeit. Erfolg: Trotz sehr kleinem Eingriff stirbt der Pat.

Nr. 40. Frau B., 24 Jahre, Heimat Paris. Diagnose: Tuberculosis cav. pulm.

dextr. Anamnese: Seit $2^1/_2$ Jahren krank, mit Husten und Auswurf, zeitweise Fieber,
Im August 1912 Versuch der Anlage eines Pneumothorax rechts. (Dr. L. Spengler,
Davos). Wegen Verwachsungen nicht gelungen. Da der Befund sich auf die rechte
Lunge lokalisiert, wird die Pat. in der Züricher Klinik am 30. X. 12 aufgenommen.
Status: Gutgenährte Frau. Temperatur subfebril. Sputum 60 bis 70 ccm. Tuberkel-
bacillen +. Thorax: die rechte Seite bleibt bei der Atmung zurück. Die ganze rechte
Seite scheint gegenüber der linken etwas schmäler. Lungen-Perkussion: leichte
Dämpfung über der ganzen rechten Lunge, links normaler Schall. Auscultation:
Rechts über der Spitze und im I. Intercostalraum deutliche Kavernensymptome,
vorn weniger reichliche Rasselgeräusche, hinten von oben bis unten reichliches klin-
gendes Rasseln. Links: vorn in der Höhe der III. Rippe einige autochthone Rhonchi.
Röntgenbild zeigt rechterseits diffuse Schatten, besonders in den unteren Partien.
Links starke Hiluszeichnung. 4. X. 1912. Operation: Resect. cost. II. bis X. dextr.
Langer paravertebraler Hakenschnitt. Im ganzen werden 43 cm Rippen reseziert.
Nach der Resektion guter Kollaps der Lunge. Pat. hat die Operation gut überstanden.
Wundverlauf ganz glatt. Schon nach 14 Tagen Abnehmen des Sputums. Entlassen
nach Davos 24. X. Nach jetzigem Bericht: Temperatur andauernd normal. Sputum
nur noch 25 bis 40 ccm. Alllgemeinzustand gebessert. Erfolg: Trotz kurzer Zeit nach
der Operation schon deutliche Besserung. Weitere Besserung wahrscheinlich. Ev.
2. Operation.

Nr. 41. Herr Dr. R., 29 Jahre, Dr. phil., Moskau. Diagnose: Tuberculosis
exper. praecip. sinistr. Anamnese: Der Kranke machte mit 13 Jahren
eine Bronchitis durch, mit 17 Jahren eine trockene Pleuritis. Im Herbst 1907
schwere linksseitige Lungenentzündung. Von dieser Affektion erholte er sich
wieder ganz und fühlte sich wieder wohl. Im Sommer 1909 zum erstenmal
Husten und Auswurf. Anfänglich nur ab und zu, dann im Oktober plötzlich hohe
Temperaturen. Tuberkelbacillen wurden gefunden. — Im November 1909 ging er
nach Davos (Prof. Jessen) zur Kur. Im Dezember zum erstenmal etwas Bluthusten.
Im Mai 1910 ging er nach Hause, es ging ihm daselbst ganz gut. — Über den Winter
wieder Husten: im Oktober 1910 begab er sich wieder nach Davos. Gewicht 72 kg.
Im Februar 1911 eine sehr starke Blutung mit Temperatur bis über 39°. Es wurden
dann in der Folgezeit mehrere vergebliche Pneumothoraxversuche gemacht. — Von
Februar bis Mai 1911 immer im Bett. Von Mai an außer Bett, aber im Sanatorium.
Körpergewicht 62 kg. Am 11. Juli wieder 6 Tage lang Blutung. Dezember
1911: Perichondritis laryngis, zuerst behandelt mit Punktion, dann Incision und
Auskratzungen. Heilung. Im rechten Ellenbogen zu gleicher Zeit ein Absceß
(tuberkulös), der durch Punktion zur Ausheilung gelangte. Im Februar 1912 leichte
Schmerzen im linken Trochantergegend. Anschwellung der rechten Hoden. Im April
1912: einmaliger Bluthusten, während 2 Stunden. Pat fühlt sich wohl. Temperatur
bis 37,1°; ist immer außer Bett. Sputummenge täglich ca. 60 bis 80 ccm. Das Röntgenbild zeigt im linken Oberlappen deutlich 2 große Kavernen. Die Intercostalräume
links enger als rechts. Herzschatten nach links verzogen. Aufnahme ins Kanton-
spital Zürich 17. Oktober 1912. Status: Mittelgroßer, schlanker Pat. Knochen und
Muskulatur ordentlich kräftig. Wenig Paniculus. Gesicht gut gefärbt. Thorax kräftig,
gut gewölbt. Die linke Schulter steht tiefer als die rechte. Linke Thoraxhälfte schmäler
als rechts. Die rechte Seite macht ausgiebigere Atemexkursionen als links. Lunge:
rechts lauter Lungenschall von der Spitze bis zur VI. Rippe vorn, hinten bis Höhe
des Proc. spin. th. XII. Gute respiratorische Verschieblichkeit des unteren Lungenrandes. Links über der ganzen Lunge Dämpfung. Auscultation: Links über der
ganzen Lunge Rasselgeräusche. Im Oberlappen Kavernensymptome, am deutlichsten in der Fossa infra-clavicularis zu hören. Rechts im Oberlappen einige vereinzelte
trockene Rasselgeräusche. — Wenig Husten. Ca. 60 ccm Sputum pro die. An der
r. Epididymis ein kleines Knötchen zu fühlen. Ein zweites am r. äußern Leistenring
(erbsengroß, wenig druckempfindlich). Temperatur normal. 26. X. 1912. Operation.
Resect. cost. II. bis X. Lokalanästhesie. Hinterer Bogenschnitt von der II. bis zur
X. Rippe, der unten hakenförmig nach außen abbiegt. Die IX. bis II. Rippe werden
subperiostal in einer Ausdehnung von 3 bis 7 cm (am Angulus cost.) reseziert. Die
Thoraxretraktion war im Bereiche der oberen Rippen am stärksten. Zuletzt wird

ein kleines Stück der X. Rippe weggenommen. Guter Kollaps der Lunge. Im ganzen wurden 45 cm Rippen reseziert. Gummidrain. Catgutnähte der Muskulatur, Seidenknopfnähte der Haut. Asept. Verband mit komprimierenden Gummi-Heftpflasterzügen. Glatter Wundverlauf. Sputum nimmt schon nach 3 Wochen um die Hälfte ab. Dann akute Hodenschwellung rechts. Tub. Abscess. d. Hodens mit vollständiger Zerstörung des Nebenhodens. Ablatio. Seitdem fieberfrei. **Erfolg:** Trotz der kurzen Zeit nach der Operation wesentliche Besserung.

Nr. 42. Herr v. L., 30 Jahre, Kaufmann, Heimat Rheinland. **Diagnose: Tub. pulm. cav. prom. dextr. Kavernendurchbruch im rechten Unterlappen. Tub. Empyem. Caries tub. cost. VIII bis IX. Anamnese:** Früher immer gesund. Im August 1911 Pleuritis exsudativa rechts hinten. Damals Fieber. Der Erguß verschwand allmählich. März 1912: plötzlich Fieber bis 39,5⁰. Punktion ergab dünnflüssigen Eiter in der rechten Pleurahöhle. Rippenresektion. Besserung. Der Kranke wird nach Davos geschickt. Hier 20. IV. nochmals Resektion einer Rippe. Heilung mit Zurücklassung einer kleinen, reichlich sezernierenden Fistel. Zum Schluß derselben wurde Pat. der Züricher Klinik überwiesen, am 23. VII. 12. Status: Blasser, schmächtig gebauter Mann. Ernährungszustand mäßig. Sputum 10 bis 20 ccm. Temperatur bis 38,6⁰. Puls 100 bis 120. Im IX. Intracostalraum rechts hinten Fistel mit schlaffen Granulationen. Die Fistel erstreckt sich 8 cm einwärts in eine Höhle. Nach Spülung durch die Fistel starker Hustenreiz und Aushusten von Spülflüssigkeit. Zweite kleinere Fistel im VIII. Intracostalraum rechts in vordere Axillarlinie. Atmungsgeräusch über dem rechten Unterlappen unbestimmt, über Oberlappen rauh vesiculär. Wenig Rasseln. Linke Lunge frei. Kaverne im rechten Unterlappen bei Durchleuchtung deutlich zu sehen. 26. VII. **Operation. Resect. cost. VI bis X. dextr.** Schluß der Fisteln durch Leukoplast. Hinterer Schrägschnitt. Die Rippen werden in einer Länge von 8 cm reseziert. Die Brustwand sinkt gut zusammen. Die Sekretion aus der hinteren Fistel läßt nach. Die seitliche Fistel entleert dagegen viele dicke, käsige, grüngelbe Massen. Bei der Sondierung gelangt man auf rauhen Rippenknochen. 10. VIII. Deshalb nochmalige zweite **Operation. Resect. cost. VIII. bis X. dextr.** Lappenschnitt. Die vorderen Stümpfe der VIII. bis X. Rippe sind cariös und werden entfernt. Unter der IX. Rippe Granulationspfropf, aus dessen Zentrum käsiger Eiter sich entleert. Man gelangt von hier in die Empyemhöhle und sieht im Grunde einen apfelgroßen Hohlraum der Lunge. Die starre Wand läßt sich leicht aus dem Lungengewebe ausscheiden. Der Weichteillappen wird in die Tiefe geschlagen. Glatter Verlauf. Der Lappen heilt ein; die Fisteln schließen sich. Im weiteren Verlauf tritt bei dem Kranken eine tuberculöse Pericarditis auf, wegen der der Kranke noch im Spital behandelt wird. **Erfolg:** noch unbestimmt, wegen der tub. Pericarditis wahrscheinlich ungünstig. Effekt der Operation auf die Lunge gut.

Nr. 43. Herr K., 45 Jahre, Kaufmann, Berlin. **Diagnose: Tub. cav. pulm. dextr. Empyema post. perforat. cavern. Anamnese:** Früher gesund. Mit 25 Jahren Pleuritis rechts. 1907 Rippenfellentzündung und Exsudat rechts. Rechtsseitige Spitzenerkrankung mit bacillenhaltigem Sputum konstatiert. Im Mai 1912 trat Fieber und Sputum wieder auf. Reichlich Bacillen im Auswurf. Seitdem Kur in Arosa (Dr. Herwig). In die Züricher Klinik am 9. IX. 12 aufgenommen. **Status:** Kräftig gebauter Mann. Hochgradige Kurzatmigkeit. Sputum 20 ccm. Tuberkelbacillen+. Lungen: starke Dämpfung über ganzem rechten Unterlappen. Atmung deutlich amphorisch im V. Intracostalraum rechts vorne. Herz stark nach links verschoben. Röntgendurchleuchtung ergibt einen scharf abgegrenzten Schatten im rechten Unterlappen. Die Probepunktion ergibt reichlich Eiter. 9. IX. **Operation.** In Lokalanästhesie von hinterem Bogenschnitt. Resectio cost. X bis VII. Pleura wird dann incidiert. Große, eitergefüllte Empyemhöhle eröffnet. Durch Palpation wird eine große durchgebrochene Kaverne in der rechten Lunge festgestellt. Deutliche Kommunikation mit einem Bronchus. Tampon. Gummidrain. **Erfolg:** Besserung des Allgemeinzustandes und der Kurzatmigkeit.

Die von anderen Chirurgen operierten Fälle.

Biers Fall (veröffentlicht von Quincke 1896):

Herr C., 27 Jahre. Krank seit 4 Jahren. Vor einem Monat schwere Blutung

Große Kaverne in der rechten Spitze. Kavernensymptome vorn bis I. Rippe, hinten bis III. Brustw. Sonst an den Lungen nichts Krankhaftes nachzuweisen. Operration 1894. Resect. cost. II et III extrapleural, Abtragung großer Stücke von vorn. Anfangs gute Wirkung von der Operation. Erheblicher Zurückgang von Husten und Auswurf, desgleichen der Kavernensymptome. Zunahme des Körpergewichts (5 kg). Nach einem Jahr Verschlimmerung, neue Kavernensymptome, Blutung. Bei neuer Operation wird eine Kaverne durch Pneumotomie eröffnet, aber auch eine größere Thorakoplastik ausgeführt. Exitus. Sektion erweist, daß die erste durch einfacheres extrapleurales Vorgehen behandelte Kaverne ganz geschrumpft war, aber eine neue sich gebildet hatte.

Turbans Fall (operiert 1896):

Herr H., 21 Jahre. Seit 2 Jahren krank, mit Fieber und wiederholten Hämoptöen. Ganze linke Lunge erkrankt. Kavernen im Oberlappen. Resect. cost. IV bis VII (24 cm) in Seitenregion. Vorübergehende Besserung mit Verminderung der Höhlensymptome. Dann wieder Fieber und Hämoptoe. Nach einem halben Jahr neue Operation. Resect. cost. VI bis IX (42 cm). Erhebliche Besserung der Lungensymptome, aber Husten und Auswurf etwa gleich. Bacillen noch vorhanden. Nach 2 Jahren noch guter Zustand. Temperatur subfebril.

C. Spenglers Fall (operiert 1898).

Pat. mit ausgedehnter schwerer Tuberkulose namentlich der rechten Seite. Empyemoperation vor 4 Jahren. Fistel geschlossen. Seit einem Jahr Verschlimmerung. Viel Husten und Auswurf, tägliche Schüttelfröste. Resect. cost. III bis VI (35 cm). Periscapularschnitt. Operation ausgedehnter geplant, wegen schlechten Pulses abgebrochen. Wesentliche Besserung. Die Auswurfsmengen gehen auf die Hälfte zurück, das Fieber schwindet. Gewichtszunahme 16 kg. Gleichwohl keine Heilung des Lungenprozesses. Nach 5 Jahren Streptokokkenbronchitis mit hohem Fieber und viel Auswurf. Nach vorübergehender Verbesserung verschlechtert sich der Zustand besonders auf der unoperierten Seite. Pyopneumothorax. Zucker im Harn. Exitus.

Landerers Fälle (operiert 1901):

Nr. 1. 25jähriges Fräulein. 5 Jahre krank. Destruktion mit Kavernen im linken Ober- und Unterlappen. Früher auch Kaverne rechts oben, die geheilt war. Temperatur subfebril. Sputum 80 bis 100 ccm. Stark abgemagert. Senkrechter Schnitt mit unterem Winkelschnitt in hinterer Seitenregion. Resect. cost. II bis VIII. Stücke von 4 bis 15 cm Länge. Allgemeine gute Verbesserung. Nach einem halben Jahr Auswurf 10 ccm. Gewichtszunahme 11,5 kg. Starke Schrumpfung der linken Thoraxseite. Atmung fast aufgehoben. Rasseln sparsam. Temperatur normal. Leistungsfähig. Nach einem Jahr vorzügliches Befinden.

Nr. 2. 15jähriges Fräulein. Schwere rechtsseitige Oberlappenphthise. Seit einem Jahre krank. Verlauf anfangs günstig, dann Verschlechterung. Temperatur bis 38⁰ Auswurf 25 ccm. Gewichtsabnahme. Resect cost. I bis III von vorne. Wegen erhöhter Temperaturen Eröffnung der Wunde. Allmähliche Besserung. Auswurf hört ganz auf. Gewichtszunahme 11,5 kg. Nach einem Jahre keine Rasselgeräusche, kein Auswurf.

Nr. 3. 23jähriger Herr. Seit 3 Jahren krank. Zerfall des rechten Unterlappens. Häufige Blutungen. Sehr schlechter Allgemeinzustand. Resect. cost. IV bis IX (70 cm). Nach ein paar Wochen Pneumonie des linken Unterlappens. Trotzdem allmählich Besserung, doch keine hervorragende. Abnahme des Auswurfs. Gewichtszunahme 3 kg.

Nr. 4. 22jähriges Fräulein. Progrediente Erkrankung hauptsächlich im linken Unterlappen. Kolossal reichlicher, eitriger Auswurf. Tuberkelbacillen nie gefunden, daher Tuberkulosediagnose fraglich. Resect. cost. V bis IX in Seitenregion. Nach 7 Tagen wegen Sputumretention Eröffnung und Drainage der Kaverne. Erhebliche Besserung. Auswurf gering. Rasseln nur sehr sparsam.

Nr. 5. 23jähriger Herr. Akute Phthise des linken Unterlappens. Auswurf 250 ccm. Vor einiger Zeit Absceß und Fistelbildung links unten; wahrscheinlich durchgebrochene Kaverne. Fistel bald geschlossen. Hakenschnitt in Seitenregion. Resect. cost V bis IX. Beabsichtigte Pneumotomie nicht ausgeführt. Rasche Besserung und Schrumpfung der linken Lunge, auch der oberen Partien. Sputum geht auf 20 ccm zurück, keine Bacillen. Nach 4 Monaten Atemgeräusch fast aufgehoben. Kein Rasseln.

Nr. 6. 26 jähriges Fräulein. Krank seit 5 Jahren. Allmählich gute Besserung, aber links oben noch Kavernensymptome. Noch bacillenhaltige Sputa. Allgemeinzustand gut, arbeitsfähig. Resect. cost. I bis IV (21 ccm). Schnitt von der Spina scapula bis zum Dornfortsatz des II. Brustw. Stumpfe Durchtrennung der Muskeln parallel dem Fasernverlauf. Rückgang des Auswurfs von 30 bis 40 ccm auf 12 bis 20. Rasseln nimmt erheblich ab. Nach 4 Monaten doch noch Auswurf und Bacillen. Pat. kann sich beschäftigen.

Friedrichs Fälle.

Nr. 1. Herr C., 28 Jahre. Krank 7 Jahre. Schwere linksseitige kavernöse Phthise. Pneumothoraxversuche ohne Erfolg. Temperatur bis 38°. Sputum 150 bis 180 ccm. Operation im Dezember 1907. Resect. cost. II bis IX in großer Ausdehnung vom großen Lappenschnitt aus. Rasche Erholung. Sputum geht auf 20 bis 30 ccm herunter. Temperatur nach 2 Wochen andauernd normal. Nach einem Jahr sehr gutes Befinden. Sehr spärliches Rasseln, doch amphorisches Atmen in der Achselhöhle. Atemgeräusch über dem Unterlappen aufgehoben. Gewichtszunahme 3 kg. Pat. gesellschaftsfähig. 1911 in Friedrichs Gesamtübersicht als hervorragend gebessert angegeben.

Nr. 2. Herr B., 19 Jahre. Krank $2^{1}/_{2}$ Jahr. Schwere linksseitige kavernöse Phthise. Rechte Spitze nicht intakt. Sputum 200 ccm. Temperatur bis 39°. Schlechter Allgemeinzustand. Operation Januar 1908. Resect. cost. II bis X (145 cm). Großer Lappenschnitt. Schnelle Besserung. Nach zwei Monaten Sputum nur 1 bis 10 ccm. Bacillenfrei. Fieberfrei. Kavernensymptome doch vorhanden. Nach einem halben Jahre wieder Verschlechterung. Temperatur bis 38°. Etwas mehr Husten und Auswurf. Bacillen zeitweilig nachgewiesen. Die Verschlechterung beruht auf Fortschreiten des Prozesses rechts und in der nicht genügend kollabierten linken Spitze. 1911 als hervorragend gebessert angegeben.

Nr. 3. Frl. U., 34 Jahre. Krank 11 Jahre. Pneumothoraxversuche mißlungen. Hochgradige kavernöse rechtsseitige Phthise. Temperatur subfebril. Auswurf 150 ccm. Tuberkelbacillen und elastische Fasern vorhanden. Operation Januar 1908. Resect. cost. 2 bis X (163 cm), vom großen Lappenschnitt aus. Wundeiterung, wahrscheinlich durchbrochene Kaverne. Auswurf vermindert sich allmählich bis 20 bis 30 ccm. Temperatur hält sich im allgemeinen normal. Allgemeinzustand zeigt erhebliche Verbesserung. Nach $^{3}/_{4}$ Jahren bestehen die Kavernen noch, sind aber kleiner. 1911 als hervorragend gebessert angegeben.

Nr. 4. Herr S., 31 Jahre. Krank seit 10 Jahren. Schwere rechtsseitige kavernöse Phthise. Linke Seite leichter erkrankt. Reichlicher Auswurf. Temperatur bis 38,5° C. Pneumothoraxversuch nicht gelungen. Mai 1908. Resect. cost. II bis VIII. Nach einigen Monaten fieberfrei. Auswurf beträchtlich zurückgegangen. Nach Trauma wieder unbedeutende Temperatursteigung. Allgemeinbefinden nach $^{3}|_{4}$ Jahren sehr gut. Gute Gewichtszunahme. Kavernen in den Oberlappen bestehen doch noch. 1911 als hervorragend gebessert angegeben.

Nr. 5. Herr P., 34 Jahre. 3 Jahre krank. Lehnt Pneumothoraxtherapie ab. Kavernöse Zerstörung des linken Unterlappens. Auch im rechten Oberlappen kleine Kaverne. Kehlkopftuberkulose. Subfebrile Temperatur. Resect. cost. III bis VIII in ziemlich großer Ausdehnung. Einriß der Pleura und etwas Pneumothorax. Nach 3 Tagen Tod durch Aspirationspneumonie und Atmungsstörungen.

Nr. 6. Herr Schl., 18 Jahre. Krank $^{1}|_{2}$ Jahr. Pneumothoraxversuch nicht gelungen. Progrediente linksseitige Phthise mit Kavernen im Oberlappen. Rechts leichte Erkrankung. Sehr schlechter Allgemeinzustand. Temperatur bis 39°. Januar 1908. Resect. cost. II—IX in beinahe voller Ausdehnung von großen Lappenschnitten aus. Temperatur 2 Tage nach der Operation normal. Schwere Wundeiterung. Hochgradige Dyspnoe. Nach 5 Tagen Exitus. Obduktion ergibt als Nebenbefund starke Tuberkulose des Darmes und der Leber.

Nr. 7. Herr M., 49 Jahre. Krank seit 4 Jahren. Ausgedehnte, rechtsseitige, kavernöse Phthise. Allgemeinzustand schlecht. Rippencaries. Auswurf bis 80 ccm. Temperatur subfebril. Pneumothoraxversuch nicht gelungen. Operation Oktober 1908. Resect. cost. III bis IX in fast ganzer Länge. Tod unter Atemstörungen am sechsten Tage.

Nr. 8. Herr Z., 23 Jahre. Hochgradige Induration mit Kavernenbildung im linken Oberlappen. Leichte Veränderungen im linken Unterlappen und mit aktiver Prozeß rechterseits in der Spitze und im Hilusbereich. Starke Schrumpfung links mit Herüberlagerung des Herzens nach dieser Seite. Auswurf eitrig, enthält mäßig viel Tuberkelbacillen und elastische Fasern, Menge 220 bis 250 ccm. Pat. sehr anämisch. Operation Oktober 1908. Resect. cost. II bis VIII in großer Ausdehnung vom Lappenschnitt aus. Auslösung der Pleura costal. des ganzen Spitzenbereichs unter Rippe I, um die Kuppel nach hinten und medianwärts. Dabei kollabiert Pat. Lösung des Pl. cost. auch retrocostal im ganzen Umfange des Bereichs der IX. und X. Rippe. Dabei kollabiert Pat. wieder. Nach Operation gute Besserung. Auswurf allmählich auf 5 bis 30 ccm heruntergegangen, hin und wieder bacillenfrei, Gewichtszunahme 5,5 kg. Nach späterem Bericht befriedigendes Befinden. 1911 als unbeeinflußt angegeben.

Nr. 9. Frl. R., 37 Jahre. 3 Jahre krank. Schwere rechtsseitige Phthise mit Kaverne im Oberlappen. Temperatur erhöht. Sputum 100 ccm, enorm bacillenreich. Operation Oktober 1909. Resect. cost. I bis VIII (75 cm), vom Axillarschnitt aus. Durch Pleuraeinriß kleiner Pneumothorax. Lähmung des rechten Armes, die nur allmählich zurückgeht. Sonst gute Besserung. Sputummengen nehmen stark ab. Patient wird andauernd fieberfrei und nimmt an Gewicht viel zu. 1911 als hervorragend gebessert angegeben.

Nr. 10. Herr M., 25 Jahre. Krank 3 Jahre. Schwere rechtsseitige Phthise mit einer großen Kaverne. Temperatur erhöht. Sputum 80 bis 100 ccm. Pneumothoraxversuch mehrfach mißlungen. Operation November 1909. Resect. clavicul. et cost. I bis IX, 3 cm langes Stück der Clavicula, 9 bis 23 cm lange Stücke der Rippen. In kurzer Zeit fieberfrei. Auswurf nimmt ab, wenngleich langsam, aber im Februar beträgt er durchschnittlich 10 bis 15 cm und ist bacillenfrei. Gewichtszunahme im ersten Jahre 7 kg. Aussehen prachtvoll. Im Unterlappen bestehen gleichwohl noch bronchiektatische Höhlen, daher erneute Operation Januar 1911. Abtragung der X. Rippe und der vorderen Stümpfe der V. bis IX. Rippe. Noch weitere Schrumpfung der rechten Seite und Abnahme der Auswurfsmenge. In der Gesamtübersicht als hervorragend gebessert angegeben.

Nr. 11. Herr K., 44 Jahre. Ausgedehnte linksseitige Phthise mit Kaverne im Ober- und Unterlappen und Herderkrankung des rechten Unterlappens. Auswurf 200 bis 400 ccm. Schlechter Allgemeinzustand. Operation November 1909. Resect. cost. II bis IX vom hinteren Schrägschnitt. Nur ein Stück vom Angulus bis hintere Axillarlinie wird reseziert. Unter starker Dyspnoe am ersten Tage gestorben.

Nr. 12. Herr J., 31 Jahre. Schwere rechtsseitige kavernöse Phthise mit starker Schrumpfung und Verlagerung des Herzens nach rechts. Operation November 1909. Resect. cost. II bis IX (110 cm) vom Axillarschnitt aus. Nach der Operation gehen die Auswurfsmengen anfangs stark zurück, um nach einigen Monaten wieder zu steigen. Temperatur auch nach 2 Monaten noch 38,2° rectal. Nach zwei Jahren Auswurf nur 2 bis 10 ccm, bacillenfrei. Temperatur höchstens 37,3°. Rasselgeräusche über der rechten Lunge bedeutend abgenommen. 1911 als hervorragend gebessert angegeben.

Nr. 13. Frau A., 36 Jahre. 6 Jahre krank. Schwere, ausgedehnte, rechtsseitige, besonders Unterlappenphthise. Große Kavernen im Unterlappen. Sputum 60 ccm, enthält Bacillen und elastische Fasern. Temperatur meistens normal. Operation April 1910. Resect. cost. V bis X vom Lappenschnitt aus. 10 bis 12 cm lange Stücke. Nach Operation gute Besserung. In 5 Wochen Sputum bis 10 ccm heruntergegangen. Nach Entlassung zu Hause gute Gewichtszunahme. Temperatur immer normal. Auswurf nicht täglich, bacillenfrei, Atemgeräusch über dem linken Unterlappen fast aufgehoben. Sehr spärliches Rasseln. 1911 als hervorragend gebessert angegeben.

Nr. 14. Herr B., 25 Jahre. Krank 3 Jahre. Ausgedehnte rechtsseitige Erkrankung mit vielen größeren Kavernen; auch linke Hilusgegend erkrankt. Herz und Mediastinum stark nach rechts verzogen. Oft wiederholte schwere Blutungen, wahrscheinlich aus den Kavernen. Operation Oktober 1910. Großer Lappenschnitt. Resect. cost. II bis VII in ziemlich großer Ausdehnung. Seit der Operation keine Hämoptoe. Allmähliche Abnahme der Rasselgeräusche. Auswurf fast ganz verschwunden. Tuberkelbacillen sehr spärlich. Nach $\frac{1}{2}$ Jahr im Röntgenbild keine Kavernen mehr zu sehen. Temperatur andauernd normal. 1911 als hervorragend gebessert angegeben.

Wolffs Fall (operiert 1909 von Rehn). Schwere progrediente Phthise der linken Lunge. Dämpfung und Bronchialatmen über der ganzen Seite. Kaverne im Oberlappen Sehr reichlich Auswurf und Bacillen. Pneumothoraxversuch nicht gelungen. Andere Seite gesund. Resect. cost. II bis VIII und ein Stück der Clavicula. Nach Operation Atmungsstörungen. Paradoxe Atmung vermindert durch aufgelegte Blechhülse. Nach 5 Monaten gutes Aussehen. Temperatur normal, Gewicht im Steigen, Auswurf und Bacillen stark abgenommen. Abschließendes Urteil steht aus.

Lenhartz Fall (1909). 12jähriger Knabe. Krank seit 6 Jahren. Immer in Behandlung. Linksseitige kavernöse Phthise. Resect. cost. I bis IX. Periost und Intercostalmuskulatur entfernt. Zur Vermeidung einer Lungenhernie werden die Rippenstümpfe durch Naht vereinigt. Der große Eingriff gut überstanden. Nach 3 Wochen über der kranken Lunge keine Rasselgeräusche mehr.

Rovsing teilt 1909 mit, daß er zweimal nach einer modifizierten Friedrichschen Methode wegen kavernöser Phthise operiert habe, mit gutem Erfolge. In dem einen Falle handelte es sich um einen moribunden Patienten mit einer durchgebrochenen Kaverne vorne an der linken Apex; eine Resektion der zwei obersten Rippen habe eine vollständige Wendung des Zustandes herbeigeführt. Über den zweiten Fall fehlen Angaben.

Bangs 3 Fälle (operiert von Hansen 1909 und 1910).

Nr. 1. Herr H., 17 Jahre. Krank seit 11 bis 12 Jahren. Künstlicher Pneumothorax gelingt nur partiell. Allgemeinzustand schlecht. Hochfebril. Totalerkrankung der linken Lunge. Rechte Spitze etwas affiziert. Operation Juni 1909. Chloroformnarkose. Großer Lappenschnitt. Resect. cost. II bis VIII in großer Ausdehnung. Nach Oepration sehr rasche Besserung. Nach kurzer Zeit afebril. Auswurf geht allmählich auf nur einige Kubikzentimeter zurück, aber nach 2 Jahren noch tuberkelbacillenhaltig. Nachbehandlung durch eine Narbenfistel etwas gestört. Nach 2 Jahren Zustand sehr gut. Atem nur hörbar über dem Oberlappen, mit sehr spärlichem Rasseln. Fieberfrei. Macht lange Spaziergänge. Zu leichterer Arbeit fähig.

Nr. 2. Frl. N., 24 Jahre. Krank seit $3^1/_2$ Jahren. Totalerkrankung der linken Seite mit Kavernensymptomen. Infiltration rechts oben. Dauernd hektisch. Pneumothoraxversuch gescheitert. Operation, extrapleurale Thoraxplastik, April 1910. Keine weiteren Angaben darüber. Durch die Operation deutliche Besserung. Sputum von 15 bis 30 ccm auf ganz unbedeutende Mengen zurückgegangen. Die Rasselgeräusche haben abgenommen. Nach einigen Monaten Albuminurie und Darmtuberkulose. Exitus Oktober 1910.

Nr. 3. Weiblicher Pat., 45 Jahre. Hochgradige kavernöse linksseitige Phthise. Hektisch über $1/_2$ Jahr. Allgemeinzustand sehr schlecht. Kurz vor der Operation Verbreitung des Prozesses auf den rechten Mittellappen. Operation gut überstanden, doch keine Verbesserung. Nach 5 Wochen Tod wegen Progredienz auf der rechten Seite.

Wilms Fälle (veröffentlicht von Kolb).

Nr. 1. Frl. K., 41 Jahre alt. Seit langer Zeit krank. Erkrankung des linken Oberlappens. Knotige Form mit Neigung zu Cirrhose und Bronchiektasien. Kaverne im Oberlappen. Rasseln nur spärlich. Fieberfrei. Sputum 7 ccm. Bacillen reichlich. Operation Januar 1911. In der Interscapularregion Resektion von 3 bis 4 cm langen Stücken aus den 7 obersten Rippen. Nach 4 Wochen versiegt der Auswurf vollständig. Atmung über dem Oberlappen abgeschwächt.

Nr. 2. Frl. J., 33 Jahre alt. Krank lange Zeit. Pneumothoraxversuch mißlungen. Ausgebreitete linksseitige Tuberkulose, Sputum 50 ccm. Operation August 1911. Resektion wie im vorigen Fall aus den 6 obersten Rippen. Sputum nimmt ab. Nach 3 Wochen Resektion der I. bis V. Rippenknorpel vom Parasternalschnitt aus. Nach einigen Wochen nur noch vereinzelte Sputa. Husten aufgehört. In gutem Allgemeinzustande entlassen.

Fränkel demonstriert (Februar 1912) einen Pat., der von Wilms operiert war. Es handelte sich um einen mehrlappigen einseitigen Prozeß von cirrhotischer Form. Zweizeitige Operation nach Wilms. 5 Wochen nach der zweiten Operation Verschwinden des Fiebers und Verminderung des Auswurfs von 30 ccm auf 5 ccm und Besserung des Allgemeinbefindens.

Öhler berichtet (März 1912) über einen Pat., der 6 Wochen früher von Wilms operiert worden war. Linksseitige chronisch-indurierende Phthise mit Kavernenbildung im Oberlappen. Rippen im Bereich des Rippenwinkels reseziert. So günstigen Erfolg, daß von zweiter, vorderer Operation Abstand genommen wurde. Pat. wurde fieberfrei. Husten und Auswurf gehen erheblich zurück. Hebung des Allgemeinzustandes.

Delagénière teilt September 1911 mit, daß er in drei Fällen die Friedrichsche Operation gemacht habe. In zwei Fällen handelte es sich um pleuropulmonale Tuberkulose. In beiden Resultat vorzüglich. Im dritten Falle, vorgeschrittene Tuberkulose mit Pneumothorax, Tod einige Stunden nach der Operation.

<hr>

Erklärung der Abbildungen auf Tafel I und II.

Tafel I.

Abb. 1 und 2. Kavernöse rechtsseitige Phthise. Abb. 1 vor der Operation: Große Kavernen im Oberlappen; Abb. 2 nach der Operation: Einengung der rechten Thoraxseite nach ausgedehnter Unterlappenplastik und Paravertebralresektion über dem Oberlappen. Die Kavernen sind verschwunden. Klinisch ist Heilung eingetreten.

Abb. 3 und 4. Ausgedehnte Tuberkulose der ganzen linken Lunge vor und nach der Operation (Resektion I bis IX vom hintern Bogenschnitt). Auf Abb. 4 ist die schon vorher bestehende Skoliose.verstärkt. Patient geheilt.

Abb. 5 und 6. Ausgedehnte linksseitige Tuberkulose der ganzen rechten Lunge, vor und nach der Operation (Resektion cost. II—X, hinterer Bogenschnitt). Einengung des Thorax und Senkung der sternalen Rippenstümpfe nach unten. Patientin geheilt.

Abb. 7. Schwere kavernöse Tuberkulose der ganzen linken Lunge. Effekt nach zweizeitiger Operation. (Ausgedehnte Plastik über dem Unterlappen, Paravertebralresektion über dem Oberlappen.) Patient geheilt.

Abb. 8 zeigt ungenügende Wirkung einer Axillarresektion bei einer rechtsseitigen Tuberkulose namentlich des Oberlappens. Der hauptsächlich erkrankte Oberlappen kaum beeinflußt, über dem Unterlappen taillenförmige Einziehung. Patientin gebessert nach zweiter Operation (paravertebral).

Tafel II.

Abb. 9 und 10. Schwere rechtsseitige kavernöse Tuberkulose des linken Oberlappens. Abb. 10 zeigt die Lunge nach Beendigung der chirurgischen Behandlung. Operation I: Resektion II bis X, hinterer Bogenschnitt; Operation II: Resektion der Clavicula und costae I bis III von vorne. Dislokation der Clavicularfragmente. Patientin erheblich gebessert.

Abb. 11, 12 und 13 zeigen die Veränderungen der Lunge bei einer rechtsseitigen Tuberkulose mit Kavernen im Oberlappen nach der Axillarresektion (Abb. 11). Abb. 12 unmittelbar nach der Paravertebralresektion und Abb. 13 8 Monate nach der Operation. Die in Abb. 12 deutliche Kaverne in Abb. 13 nicht mehr sichtbar. Patientin wesentlich gebessert.

Abb. 14 und 15. Rechtsseitige ausgedehnte Tuberkulose der ganzen rechten Lunge mit starker Schwartenbildung, Verziehung des Mittelfells und der Trachea nach rechts. Nach der Operation (Abb. 15, Resektion I bis X, hinterer Bogenschnitt) ist das Mittelfell in die Mittellinie gerückt. Die Lunge deutlich eingeengt, Patient geheilt.

Literatur.

1. Bandelier-Roepke, Die Klinik der Tuberkulose. 2. Aufl. Würzburg 1912.
2. Bang, S., Tilfaelde af ekstrapleural Thoracoplastik ved ensidig Lungetuberkulose. Nordisk Tidskr. f. Terapi. 1911. Heft 3.
3. Bäumler, Die Behandlung der Pleuraempyeme bei an Lungentuberkulose Leidenden. Deutsche med. Wochenschr. 1894. Nr. 37 u. 38.
4. Beck, Chirurgische Krankheiten der Brust. Berlin 1910.
5. Begtrup-Hansen, Den kunstige Pneumothorax. Kopenhagen 1912.
6. Bergeat, Über Thoraxresektion bei großen, veralteten Empyemen. Bruns Beitr. z. klin. Chir. 57. S. 373.
7. Bloch, zit. nach Sauerbruch.
8. Boiffin, zit. nach v. Bonsdorff.
9. v. Bonsdorff, Hj., Om den Estlanderska toracoplastin. Finska Läkaresällskapets Handlingar. 1907. Nr. 7.
10. Bouveret, Traité de l'empyème. Paris 1888.
11. Brauer, Der therapeutische Pneumothorax. Deutsche med. Wochenschr. 1906. Nr. 17.
12. — Indication du traitement chirurgical de la tuberculose pulmonaire. XXI. congrès français de Chirurgie. Paris 1890.
13. — Lungenkollapstherapie unter Anwendung einer extrapleuralen Thorakoplastik. Münchner med. Wochenschr. 1909. Nr. 36.
14. — Erfahrungen und Überlegungen zur Lungenkollapstherapie. Beitr. z. Klinik d. Tuberkulose. 12. S. 49.
15. — Chirurgische Behandlung der Lungenkrankheiten. Jahreskurse f. ärztliche Fortbildung. 1910. Heft 2.
16. — und L. Spengler, Klinische Beobachtungen bei künstl. Pneumothorax. Beitr. z. Klinik d. Tuberkulose. 19. S. 1.
17. Bruns, O., Über Folgezustände des einseitigen Pneumothorax. Ebenda. 12. S. 1.
18. — Über den Blutgehalt und die Zirkulation in den Lungen. Münchner med. Wochenschr. 1912. Nr. 22.
19. — und Sauerbruch, Die künstliche Erzeugung der Lungenschrumpfung. Grenzgeb. d. Med. u. Chir. 23. S. 343.
20. Cloetta, Beiträge zur Physiologie und Pathologie der Lungenzirkulation. Arch. f. klin. Chir. 98. S. 835.
21. Delagénière, III. Congrès internat. de Chirurgie. Brüssel 1911.
22. Doyen, Congrès francais de Chir. 1895.
22a. Dunin, Anatomische Veränderungen in den Lungen bei deren Kompression. Virchows Arch. 102. S. 323.
23. Fiedler, zit. nach Schwartz.
24. Forlanini, Über den künstlichen nachträglichen doppelseitigen Pneumothorax. Deutsche med. Wochenschr. 1906. Nr. 35.

25. Forlanini, Die Behandlung der Lungenschwindsucht mit dem künstlichen Pneumothorax. Ergebn. d. inn. Med. u. Kinderheilk. 9. S. 621.
26. Fränkel, A., Münchner med. Wochenschr. 1911. Nr. 14. S. 764.
27. — Der gegenwärtige Stand der Lungenchirurgie. Berliner klin. Wochenschr. 1912. Nr. 6.
28. Friedrich, Erfolge der operativen Pleuro-Pneumolysis bei Lungentuberkulose. Sitzungsber. d. Ges. z. Bef. d. ges. Naturwiss. z. Marburg. 1908. Nr. 6.
29. — Die Chirurgie der Lungen. Arch. f. klin. Chir. 82. Heft 4.
30. — Weitere Fragestellung und Winke für die operative Brustwand-Lungen-Mobilisierung. Deutsche Zeitschr. f. Chir. 100. S. 181.
31. — Die operative Beeinflussung einseitiger Lungenphthise durch totale Brustwandmobilisierung. Arch. f. klin. Chir. 87. S. 588.
32. — Über Lungenchirurgie. Münchner med. Wochenschr. 1908. Nr. 47 u. 48.
33. — Chirurgische Behandlung der Lungentuberkulose. III. Congrès internat. de Chirurgie. Brüssel 1911.
34. — Statistisches und Prinzipielles zur Frage der Rippenresektion bei kavernöser Lungenphthise und bei Hämoptoe. Münchner med. Wochenschr. 1911. Nr. 39 und 40.
35. — Die operative Indikationsstellung zu ausgedehnter Rippenresektion bei der Lungentuberkulose. Med. Klin. 1912. Nr. 15.
36. Garrè et Quincke, Lungenchirurgie. Jena 1912.
37. Gluck, zit. nach Sauerbruch.
38. Graetz, Einfluß des künstlichen Pneumothorax auf die tuberkulöse Lunge. Beitr. z. Klinik d. Tuberkulose. 1908. Heft 3.
39. Harras, Mobilisation oder Immobilisation der Lunge wegen Tuberkulose. Grenzgeb. d. Med. u. Chir. 21. S. 491.
40. Henschen, Die hintere, paravertebrale Dekompressivresektion der I. Rippe. Arch. f. klin. Chir. 96. S. 1069.
41. Hirschel, Lokalanästhesie bei größeren Operationen an Brust und Thorax. Münchner med. Wochenschr. 1911. Nr. 10.
42. Hoffa, Operative Behandlung einer schweren Skoliose. Zeitschr. f. orthop. Chir. 4. S. 402.
43. Homen, Die Methode des Prof. Estlanders. Arch. f. klin. Chir. 26.
44. Jacoby, Zu meiner Methode der Hyperämiebehandlung der Lungentuberkulose. Deutsche med. Wochenschr. 1911. Nr. 8.
45. Jessen, Künstlicher Pneumothorax. Würzburger Abhandl. 1911. Heft 7.
46. Jordan, Über Thoraxresektion bei Empyemfisteln und ihre Endresultate. Bruns Beitr. z. klin. Chir. 34. S. 553.
47. Kausch, Resektion des ersten Rippenknorpels wegen beginnender Lungenspitzentuberkulose. Deutsche med. Wochenschr. 1907. Nr. 50.
48. Kistler, Beitrag zur Pathologischen Anatomie des künstlichen Pneumothorax. Beitr. z. Klinik d. Tuberkulose. 19. Heft 3.
49. Kolb, Eine neue Methode zur Verengerung des Thorax bei Lungentuberkulose und Totalempyem nach Wilms. Münchner med. Wochenschr. 1911. Nr. 47.
50. Körting, zit. nach Schwartz.
51. Landerer, Die operative Behandlung der Lungentuberkulose. Münchner med. Wochenschr. 1902. Nr. 47.
52. Leyden, zit. nach Bäumler.
53. Lichtheim, zit. nach Bruns.
54. Lenhartz, Münchner med. Wochenschr. 1909. S. 476.
55. Lowson, A case of pneumectomy. Brit. Med. Journ. 1893. S. 1152.
56. Morin, Schweizer Rundschau f. Mediziner. 10. Aug. 1912.
57. Mosler, Zur lokalen Behandlung der Lungenkavernen. Berliner klin. Wochenschrift. 1873. Nr. 43.
58. v. Muralt, Die Behandlung schwerer einseitiger Lungentuberkulose mit künstlichem Pneumothorax. Münchner med. Wochenschr. 1909. Nr. 50 u. 51.
59. Oehler, Ebenda. 1912. Nr. 10.

60. Pepper, zit. nach Quincke.
61. Perthes, Behandlung des Empyems der Pleura. Grenzgeb. d. Med. u. Chir. 7. S. 581.
62. Piorry, zit. nach Jessen.
63. Powers, III. Congrès internat. de Chir. Brüssel 1911.
64. Quincke, Chirurgische Behandlung der Lungenkrankheiten. Grenzgeb. d. Med. u. Chir. 9. S. 305.
65. — Zur operativen Behandlung der Lungenabscesse. Berliner klin. Wochenschr. 1888. Nr. 18.
66. — Über Pneumotomie bei Phthise. Grenzgeb. d. Med. u. Chir. 1. S. 234.
67. Reclus, Congrès français de Chirurgie. 1895.
68. Rochelt, Operative Behandlung der Lungenkrankheiten. Wiener klin. Wochenschrift. 1912. Nr. 5.
69. Rovsing, Erfaringer over Lungekirurgie. Hospitals Tidende 1910. Nr. 15.
70. Ruggi, zit. nach Sauerbruch.
71. Runeberg, Om den variga lungsäcksinflammationens operativa behandling. Finska Läkaresällskapets Handlingar. 1891. S. 235.
72. — Über die operative Behandlung von Lungenkrankheiten. Deutsch. Arch. f. klin. Med. 41. S. 91.
73. Sauerbruch, Die chirurgische Behandlung der Lungentuberkulose. Verhandl. d. VI. Internat. Tuberkulose-Kongresses. Washington 1908.
74. — Münchner med. Wochenschr. 1909. Nr. 36.
75. — Zur Pathologie des offenen Pneumothorax. Grenzgeb. d. Med. u. Chir. 13. S. 399.
76. — Historisches über Lungenchirurgie. Korrespondenzbl. f. Schweizer Ärzte. 1911. S. 283.
77. — und Schumacher, Technik der Thoraxchirurgie. Berlin 1911.
78. — Die chirurgische Behandlung der Lungentuberkulose. Korrespondenzbl. f. Schweizer Ärzte. 1912. Nr. 7.
79. — Demonstration aus der Thoraxchirurgie. Zentralbl. f. Chir. 1912. Nr. 30. Beilage.
80. Saugmann, Pneumothoraxbehandlung bei Lungentuberkulose. Med. Klin. 1911. Beiheft 4.
81. — und Begtrup-Hansen, Klinische Erfahrungen über die Behandlung der Lungentuberkulose mittels künstlicher Pneumothoraxbildung. Beitr. z. Klinik der Tuberkulose. 15. Heft 3.
82. Sarfert, Operative Behandlung der Lungentuberkulose. Deutsche med. Wochenschr. 1901. Nr. 7.
83. Schlange, Verhandl. des Chirurgen-Kongresses. Berlin 1907. S. 80.
84. Schumacher, Unterbindung von Pulmonalarterienästen zur Erzeugung von Lungenschrumpfung. Arch. f. klin. Chir. 95. S. 536.
85. — Zur chirurgischen Behandlung der Lungentuberkulose. III. Congrès internat. de Chir. Brüssel 1911.
86. — Zur Technik der Lokalanästhesie bei Thorakoplastiken. Zentralbl. f. Chir. 1912. Nr. 8.
87. Schwartz, Studien über die Radikaloperation der eitrigen Brustfellentzündung. Bruns Beitr. z. klin. Chir. 5. S. 129.
88. Seidel, Über die Chondrotomie der I. Rippe bei beginnender Spitzentuberkulose. Münchner med. Wochenschr. 1908. Nr. 25.
89. Senator, zit. nach Bäumler.
90. Shingu, Beiträge zur Physiologie des künstlichen Pneumothorax auf den Verlauf der gleichseitigen Lungentuberkulose. Beitr. z. Klinik d. Tuberkulose. 11. Heft 1.
91. Siegel, Totale Brustbeinresektion und operative Heilung einer Lungenkaverne. Münchner med. Wochenschr. 1908. Nr. 85.
92. Sonnenburg, Die chirurgische Behandlung der Lungenkavernen. Deutsche med. Wochenschr. 1911. S. 22 u. 238.

93. Spengler, C., Zur Behandlung starrwandiger Höhlen bei Lungenphthise. Verhandl. d. Naturf. Versammlung. Bremen 1890.
94. — Über Thorakoplastik und Höhlendesinfektion bei Lungenphthise. Deutsche med. Wochenschr. 1903. Nr. 8.
95. Spengler, L., Über Lungenkollapstherapie. Davos 1911.
96. — Dauererfolge bei künstlicher Pneumothoraxbehandlung. Münchner med. Wochenschr. 1911. Nr. 9.
97. Tiday, Stuart, zit. nach Garrè-Quincke.
98. Tendeloo, zit. nach Brauer.
99. Tiegel, Über operative Lungenstauung und deren Einfluß auf die Tuberkulose. Arch. f. klin. Chir. 95. S. 810.
100. Tuffier, Congrès française de Chirurgie. 1895.
101. — Chirurgie du Poumon, zit. nach Turban. Paris 1897.
102. — et Martin, Traitement chirurgical de la Tuberculose pulmonaire. L'Oeuvre médico-chirurgical. 1910. Nr. 59.
103. — Zentralbl. f. Chir. 1911. Nr. 44.
104. Turban, Zur chirurgischen Behandlung der Lungentuberkulose. Berliner klin. Wochenschr. 1899. Nr. 21. S. 458.
105. Volhard, Über den künstlichen Pneumothorax bei Lungentuberkulose und Bronchiektasien. Münchner med. Wochenschr. 1912. Nr. 32.
106. Wagner, zit. nach v. Bonsdorff.
107. Warnecke, zit. nach Kistler.
108. Wenckebach, Über Heilung des tuberkulösen Empyems mit künstlichem Pneumothorax. Grenzgeb. d. Med. u. Chir. 19. Heft 5.
109. Wilms, Eine neue Methode zur Verengung.des Thorax bei Lungentuberkulose. Münchner med. Wochenschr. 1911. Nr. 15.
110. — XXIX. Kongr. f. inn. Med. Wiesbaden 1912.
111. — Thorakoplastik bei Lungentuberkulose. Zentralbl. f. Chir. 1912. Nr. 30 Beilage.
112. Wolff, Münchner med. Wochenschr. 1910. Nr. 13.
113. Wullstein, Versammlung d. deutsch. Gesellsch. f Chir. Berlin 1911.

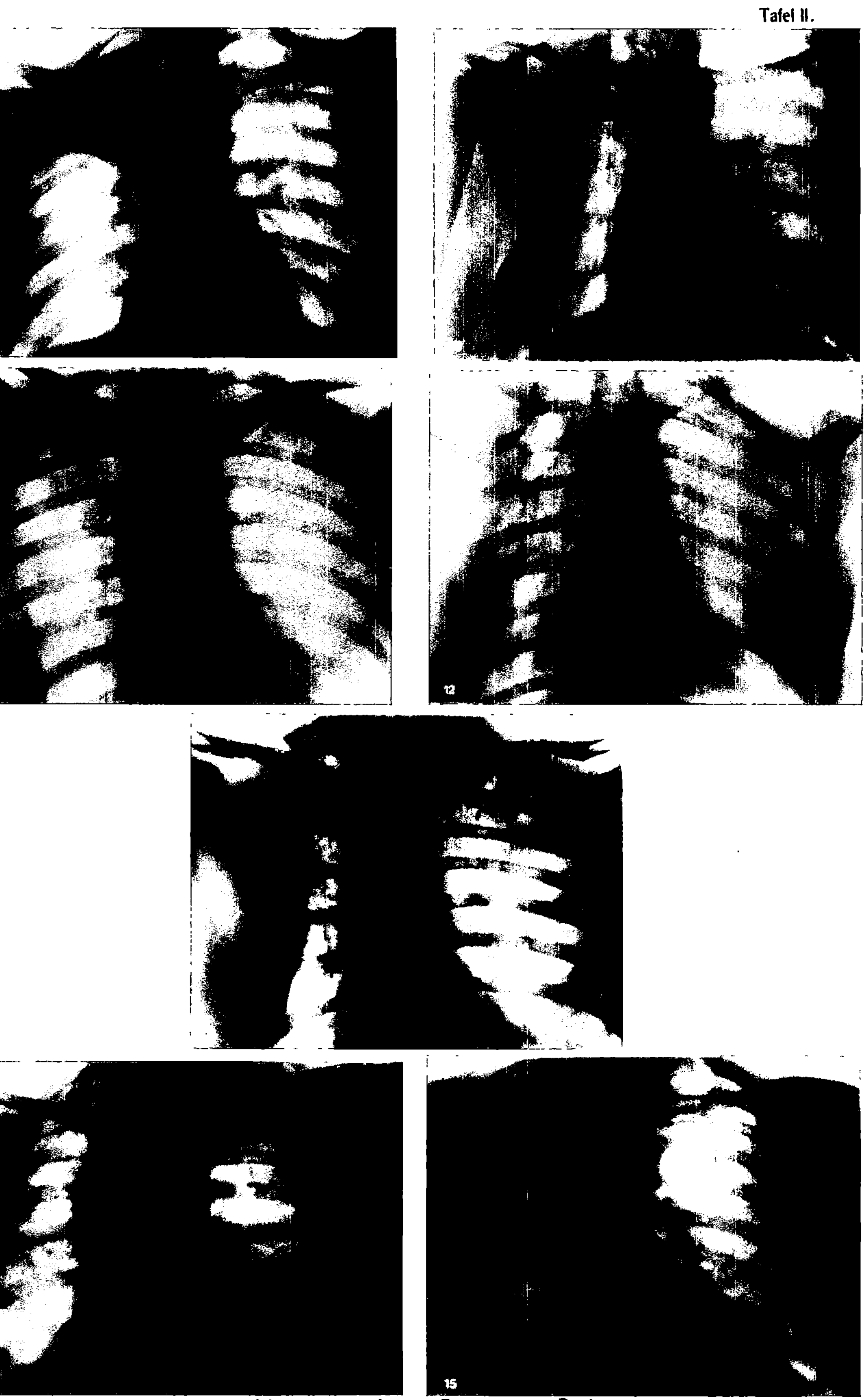